U0005274

神奇的蛹蟲草

栽培、藥用與保健養生功效

喬治‧斯穆特 博士
George Fitzgerald Smoot III
陳振興 醫師 / 醫學博士
劉宏偉 教授

合著

晨星出版

前言

　　隨著社會經濟發展日益發達，人們的生活水準愈來愈高，對生活品質的要求也愈發精緻。但是，全球環境變化趨勢令人堪憂——廢氣排放、工業廢水排放或霧霾現象等，無不影響著我們的身體狀況和生活。所以，當今我們會更加注重養生知識，在日常生活中照顧好自己，保持身體健康，也算是自己提交的一份完美成績單了。

　　本書中就蛹蟲草保健方面的應用、藥理作用和功效成分等會做詳細說明，以便大家熟知蛹蟲草，讓蛹蟲草走進大家的視野中。蛹蟲草是一種珍稀中草藥材，也被大家稱為「北冬蟲夏草」，具有補腎陽，補肺陰的效果，能有效的治療腎虛，延緩衰老，改善腰膝痠痛的現象，對於病後所出現的虛弱現象也具有明顯的改善效果。不同的人群都可以服用蛹蟲草，可全面的保障人體健康，減少疾病的侵襲。

　　歲月荏苒，我猜肯定會有人掩面歎息，感歎歲月的無情流逝，身體的衰老，白髮的增多，疾病的侵襲，記憶的衰退，健康活力不再。歎息之餘，我們會發現，唯有強健的身體，才能守護我們的活力和美麗。

　　擁有健康強壯的身體是每個人的訴求，閱讀本書，會讓您眼前一亮，不僅了解一味中草藥材——蛹蟲草，也會讓您更加了獲得日常生活中可行的養生知識。

　　「實踐方出真知」，將這些知識轉化為行動，行動起來讓自己身體愈來愈健康，愈來愈充滿活力吧！

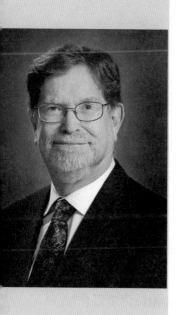

作者簡介

斯穆特 博士

　　喬治・斯穆特（George Fitzgerald Smoot III），美國柏克萊加州大學物理學教授、天體物理學家、宇宙學家、2003年愛因斯坦獎章得主、2006年諾貝爾物理學獎得主。

　　喬治・斯穆特和約翰・馬瑟（John Cromwell Mather）因「發現了宇宙微波背景輻射的黑體形式和各向異性」而共同獲得2006年諾貝爾物理學獎。這個使用宇宙背景探測（Cosmic Background Explorer, COBE）衛星的工作，有助於鞏固宇宙大爆炸理論。據諾貝爾獎委員會的記載，「此COBE計畫，堪稱是宇宙學步入精確科學的一個起點。」

　　斯穆特博士的研究被史蒂芬・金評價為本世紀最重要的發現。

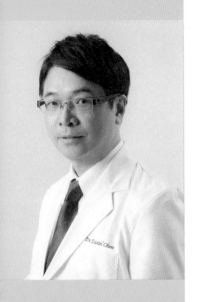

作者簡介

陳振興 醫師 / 醫學博士

　　醫師、醫學博士、世界衛生組織南歐協作中心高級顧問、原法國巴黎聯合國教育科學文化組織參事、美國約翰斯霍普金斯大學醫學博士。

　　陳振興博士多年來專研於健康與生技產業，長時間與世界醫學專家合作研討，如與獲得諾貝爾獎的穆拉德博士，將一氧化氮技術推廣至世界各地，期待能帶給社會大眾不同的新醫學觀念，讓更多民眾遠離疾病，獲得健康。

作者簡介

劉宏偉 教授

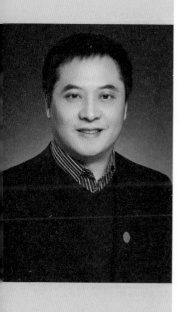

中國科學院微生物研究所研究員、博士生導師、研究組長、真菌學國家重點實驗室副主任、中國科學院大學醫學院崗位教授、中國菌物學會常務理事、副秘書長、中國菌物學會菌物化學專業委員會主任委員、中國醫藥生物技術協會酶與發酵工程專業委員會委員。擔任《菌物學報》、《食品科學》、《天然產物研究與開發》編委。

劉博士長期開展「食藥用真菌活性次級代謝產物高效發現、作用機制和生物合成」的系統研究：發現新結構化合物520餘個，獲得3個作用機制新穎的抗腫瘤先導分子，1個抗代謝綜合症候選新藥分子進入臨床前研發階段，首次解析腸道共生細菌狄氏副擬桿菌調節糖脂代謝的腸肝軸、腸腦軸機制。在國際知名刊物「*Cell Reports*、*Angew. Chem. Int. Ed.*、*J. Med. Chem.*、*Cell Death & Diseases*、*J. Biol. Chem.*、 *Org. Lett.*、*J. Nat. Prod.*」等發表通訊／共通訊作者SCI論文78篇，論文Google Scholar引用2500餘次，H-index 28。參編英文著作2部，獲得授權專利21項，獲西藏自治區科學技術一等獎（2018年）、二等獎（2015年）各一項、中國菌物學會戴芳瀾青年科學家獎一項。

用專業為人體健康把關

George F. Smoot

21 March 2019

George F. SmootIII, Ph.D.（喬治・斯穆特博士）
2006 Winner of the Nobel Prize in Physics（2006年諾貝爾物理學獎得主）
Contributing author of the book "Magical Cordyceps militaris"
（《神奇的蛹蟲草》一書文章貢獻人）

　　作為一名天體物理學家和宇宙學家，我一直致力於研究各種自然界的規律和宇宙的基本原理。我的專業研究領域是宇宙背景輻射，它是宇宙形成的初期殘餘至今的電磁輻射。透過多年的研究宇宙背景輻射，我和我的團隊終於證實了「宇宙大爆炸」的理論，即我們的宇宙於大約138億年前，由一個極高溫和高密度的起點誕生，並從那時起一直持續擴展。由於證實「宇宙大爆炸」而解開了宇宙起源之謎，我在2006年獲得諾貝爾物理學獎。

　　近年來，我對養生和保健的興趣持續增加，我希望更瞭解飲食和其他生活因素如何影響人們的健康。因此，我開始與醫學和其他生命科學領域的專業人士交流，討論如何將前沿物理技術與生物醫藥技術結合。我的朋友兼合作夥伴——陳振興博士，是營養保健、生物技術及生藥領域的專家。多年來，陳博士研發了各種使用一氧化氮技術的

保健品、護膚品和其他產品，同時也不斷研發各種生物技術運用在傳統中草藥，將傳統產業升級並開發創新的生物醫藥產品。因此，陳博士希望我加入他的團隊，帶領實驗室的研究課題，為開發創新生物醫藥產品盡一份心力。同樣的，我希望前沿科學的專業知識能提供團隊更多技術和創新的建議與指導，為大家帶來更多高質量的保健和生物醫藥產品。

　　蛹蟲草是一種真菌，一種非常特別的生物。廣泛的研究指出，蛹蟲草與冬蟲夏草這種在喜馬拉雅高原上生長的珍貴草藥，有許多相同的活性生物成分。由於非常稀有，養殖困難和市場需求穩步增長，冬蟲夏草的價格近年來已飆升至每公斤15,000美元以上[1]。高市場需求和居高不下的價格讓人們開始研究和冬蟲夏草具有相似活性成分和藥理功能的替代品，其中一種就是蛹蟲草。蛹蟲草與冬蟲夏草有相似的藥理活性。此外，能夠在室內進行人工栽培意味著蛹蟲草是理想的冬蟲夏草替代品[2]。因此，我們的研究團隊決定探討不同的物理條件如何影響人工栽培環境中成長的蛹蟲草。

　　「光」是地球上大多數生命所需的一種能量。植物需要光進行光合作用，它們用水和二氧化碳生產氧氣和食物分子。另一方面，光也能調節細胞的代謝途徑。對於細胞來說，光能量是一種重要的信號。多年來，科學家觀察真菌使用光作為資訊來源，而不是能量來源。例如，學界已經發現某些真菌具有藍色，近紫外、綠光和紅光的感知機制[3,4]。真菌是地球上非常重要的生物種類。真菌包括酵母和黴菌，以及人們更熟悉的蕈類（菇類）。人類每天使用的一些重要化合物都來自於真菌。例如，紅麴米是一種傳統的東亞發酵食品，人們已經食用了好幾個世紀。近年來，紅麴米被發現對降低血液膽固醇有顯著的效果[5]。

另一個例子是抗生素。1928年，蘇格蘭微生物學家亞歷山大・弗萊明（Alexander Fleming）成功分離出青黴素（盤尼西林），此後，抗生素的廣泛使用挽救了無數生命。蛹蟲草是一種有很大潛力的真菌，我相信未來將發現更多蛹蟲草的功效和益處。

As an astrophysicist and cosmologist, I have always studied the laws of nature and the fundamental principles of the universe that we live in. One of my area of expertise is the Cosmic Microwave Background, which is electromagnetic radiation as a remnant from an early stage of the universe. The results of my research in the Cosmic Microwave Background led to the confirmation of the Big Bang, the theory that our universe was born approximately 13.8 billion years ago from a very high-density and high-temperature state and has been expanding ever since. For this work, I was awarded the Nobel Prize in Physics in 2006.

In recent years, my interest in health and wellness has continued to increase, and I want to know more about how diet and other life factors can affect people's health. Therefore, I began to talk with professionals in medicine and other life sciences to discuss how to combine cutting-edge physical technology with biomedical technology. Dr. Daniel Chen, my friend and associate, is an expert in the fields of nutrition, health, biotechnology and biomedicine. Dr. Chen has developed various nutraceuticals, skin care and other health products using nitric oxide technology for many years. At the same time, he is devoted to research and development in combining traditional Chinese herbal medicine with biotechnology, upgrading the traditional Chinese medicine industry and developing innovative biomedical products. Dr. Chen invited me to lead research projects in his laboratory, which is working to develop innovative biomedical products. I hope that my scientific expertise can provide technical and innovative advice and guidance, helping Dr. Chen's team bring more high-quality health care and biomedical products to the Chinese market.

Cordyceps militaris is an organism of interest as it has been shown by extensive studies to share many of the same active biological components as the valuable caterpillar fungus *Cordyceps sinesis* which grows on high Himalayan plateaus. Due to its scarcity, difficulty in harvesting and steadily increasing market demand, the price of *Cordyceps sinesis* has skyrocketed to more than USD $15,000 per kilogram in recent years[1]. This led to research into substitutes for this valuable traditional herbal medicine with similar bioactive constituents and medicinal properties. One of these herbal medicines is *Cordyceps militaris*, which is also a fungus and shares similar pharmacological activity to *C. sinesis*. Furthermore, the ability to be artificially cultivated means that *Cordyceps militaris* is a good substitution candidate for *Cordyceps sinesis*[2]. Therefore, our research team decided to explore how different physical conditions affect *Cordyceps militaris* cultivated in an indoor, controlled environment.

Light is a form of energy needed by life on Earth. Plants need light for photosynthesis, which produces oxygen and food molecules from water and carbon dioxide. Light can also regulate the metabolic pathways of cells. Some cells have the ability to detect light as a signal. Scientists have observed for many years that fungi use light as a source of information rather than a source of energy. For example, researchers have discovered that certain fungi can perceive blue, near-ultraviolet, green, and red-light[3,4]. Fungi are very important biological species on Earth; they include yeast, mold, and the more familiar mushrooms. Some important compounds which humans use each day come from fungi. For example, Monascus purpureus (red yeast) rice is a traditional East Asian fermented food which has been used for centuries. Recently, red yeast rice was found to have significant health benefits by lowering blood cholesterol[5]. Another example is antibiotics. In 1928, the Scottish microbiologist Alexander Fleming succeeded in isolating penicillin, and the widespread use of antibiotics has since saved countless lives. *Cordyceps militaris* is a fungus with great potential, I believe that we will continue to discover more of its benefits and medicinal efficacy in the future.

1 Choda, U. (2017). Medicinal Value of Cordyceps Sinensis.
2 Zhou, X., Gong, Z., Su, Y., Lin, J., & Tang, K. (2009). Cordyceps fungi: natural products, pharmacological functions and developmental *products*. *Journal of Pharmacy and Pharmacology*, 61(3), 279-291.
3 Herrera-Estrella, A., & Horwitz, B. A. (2007). Looking through the eyes of fungi: molecular genetics of photoreception. *Molecular microbiology*, 64(1), 5-15.
4 Purschwitz, J., Müller, S., Kastner, C., & Fischer, R. (2006). Seeing the rainbow: light sensing in fungi. *Current opinion in microbiology*, 9(6), 566-571.
5 Li, C., Zhu, Y., Wang, Y., Zhu, J. S., Chang, J., & Kritchevsky, D. (1998). Monascus purpureus-fermented rice (red yeast rice): a natural food product that lowers blood cholesterol in animal models of hypercholesterolemia. *Nutrition Research*, 18(1), 71-81.

了解蛹蟲草，讓您獲得更多養生妙招

陳坂兴

醫師／醫學博士

我的故事是貨真價實的！

我是一位醫生，畢業於美國約翰霍普金森大學（The Johns Hopkins University），曾在世界衛生組織（World Health Organization）擔任高級顧問，也曾經參加過無數次的研究與講課。

我不是來炫耀我的經歷，我是想告訴大家我寫這本書的意義是什麼。

我致力於一氧化氮的研究多年，與1998年諾貝爾生理醫學得獎主——發現一氧化氮的穆拉德博士，進行多次的深入醫學研究。我問自己，「究竟該把什麼傳給下一代？財富、金錢？我想了想，都不是，而是一個健康的觀念。保護自己，讓自己成為健康的人，才是最大的財富。」

我告訴身邊的醫學夥伴和諾貝爾得獎主朋友們，我要把我對健康

的認知與它重要性分享給大家。於是，我決定與穆拉德博士合著《神奇的一氧化氮》（初版書名，二版書名為《穆拉德一氧化氮》），且該書入選中國2011年度「大眾喜愛的50種圖書」，並翻譯成多種語言，暢銷多個國家。

2011年對我來說是非常重要的一年，不是因為書賣的有多好，而是我發現在我們處在21世紀，大家終於開始有重視健康的觀念。這也給了我一個人生的啟發，猶如當頭棒喝。我心想著，「病魔來臨時，身體抵抗力猶如捍衛自己國家的勇敢戰士。我要怎麼讓我的士兵穿上堅硬不破的盔甲，握起削鐵如泥的刀子呢？」

為什麼不讓大家有能力自己保護自己呢？

從那時開始，我踏入大健康產業，致力發展保健品、醫藥等各方面健康科學的研究。其中，中草藥也是我長期致力研究的領域之一。近年來，我和團隊更是將蛹蟲草的科學研究與栽培技術做為實驗室重點專案。

你們一定會好奇，我身為一位西醫，為什麼會投入到中草藥的研究呢？

讀者們肯定知道，人類的身體有時會跟我們開些超乎尋常的玩笑。有些病症在西醫的能力之下無法有所效用，卻可用中藥材治癒，誰都無法解釋為什麼。這同時也證明了中醫的偉大，也讓我對蛹蟲草研究踏出了第一步。

早在2009年，中國就正式批准蛹蟲草為新資源食品。隨後，蛹蟲草應用於保健品、醫藥和功能飲料等各種不同型態的產品當中。然而，大多數人對蛹蟲草仍然不太瞭解。

這本書不是商業推廣，我最終的目的是分享健康的意義，傳承健康給下一代，讓大家對於蛹蟲草有基本的認知。

蛹蟲草是種神奇的生物，與天然的冬蟲夏草非常相似，同樣能夠調節人體各個系統的功能。本書將從實用的角度分析這一味神奇的中藥。除了各方面關於蛹蟲草的數據，更詳細分析了其獨特的功效，讓讀者真正瞭解其藥理作用。

另外，本書匯整了許多關於蛹蟲草的常見問答，並為讀者推薦多種常用藥膳食譜。書中食譜所使用的食材取得容易，烹飪方法簡單易懂，再也不必為如何食用而煩惱。希望本書能幫助對蛹蟲草感興趣和考慮食用它的讀者，更有效的使用這種珍貴藥材。

目前蛹蟲草已經成功應用於食品、保健食品及藥品等各種食藥領域，逐漸普及於人們的日常飲食。近年來，關於蛹蟲草的科學研究逐漸增加，其特性與功效已在國際學術界得到關注。我希望對養生感興趣的讀者，能透過本書瞭解蛹蟲草這種神奇食材的與眾不同，進一步將它融入日常飲食，發揮其獨特的保健功效，延年益壽並創造健康美好生活。

目錄

第 1 章

真菌蛹蟲草

【名稱由來】

蛹草（北蟲草）的子實體及蟲體，也可作冬蟲夏草入藥。

蛹蟲草，又叫北冬蟲夏草；北蟲草簡稱「蛹草」，一般把活體蟲蛹培養的北蟲草稱為「蛹蟲草」，兩者是同種真菌，但在營養成分上含量相差較大。蛹蟲草是蟲、菌結合的藥用真菌，現代珍稀中草藥，呈美麗的金黃色，口感不錯，其性質平和，不寒不燥，主要生長在中國的北方地區，不僅含有豐富的蛋白質和胺基酸，而且含有30多種人體所需的微量元素，是傳統昂貴的冬蟲夏草的理想代用品。

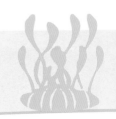

蛹蟲草的藥用價值

　　蛹蟲草在全世界皆有分布，天然資源數量很少。1950年，德國科學家坎寧安（Cunningham）觀察到被蛹蟲草寄生的昆蟲組織不易腐爛，進而從中分離出一種抗菌性物質——3'-去氧腺苷，定名為「蟲草素」。蛹蟲草，多感染鱗翅目昆蟲的蛹，由子座（即草的部分，又稱「子實體」）與菌核（即昆蟲的屍體部分）兩部分組成的複合體。簡單來說，就是蟲體與草的結合。

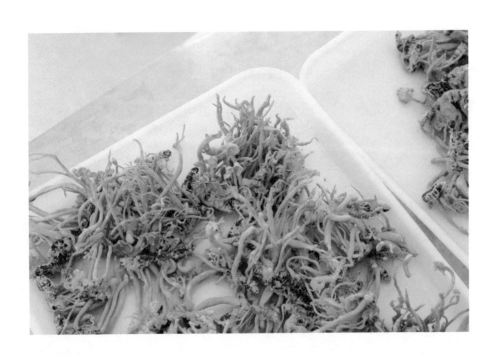

中醫認為其起扶正固本作用，對老年性慢性支氣管炎、肺源性心臟病有顯著療效，能提高肝臟解毒能力，起護肝作用，提高身體抗病毒和抗輻射能力。

蟲草素（3'-去氧腺苷）

可抑制枯草桿菌、鳥結核桿菌及艾氏腹水癌細胞。同時，蟲草素還表現出極強的抗真菌、抗HIV-I型病毒及選擇性抑制梭菌屬細菌活性。

蟲草酸（D-甘露醇）

具清除自由基，擴張血管及降血壓等作用。在治療青光眼、腦水腫、腦栓塞、腦溢血、血管痙攣、排毒、腎衰竭、促進新陳代謝等方面具有療效。

腺苷

可維持細胞膜的完整性並降低冠狀動脈阻力。在心肌缺血缺氧時，對心肌有一定的保護作用，且可有效而選擇性的降低肺動脈壓。

蟲草多醣

多醣可活化免疫細胞，從而攻擊目標細胞發揮抗腫瘤作用，同時具有免疫調節，治療肝損傷，抗氧化衰老，抗病毒，降血糖及血脂等作用。

超氧化物歧化酶（SOD）

具清除自由基的功能，為預防各種疾病及抗衰老最重要的關鍵酶。其成果已在醫藥、食品、化妝品、生物農藥等領域廣泛應用。

麥角甾醇

重要維生素D的來源。維生素D有助於鈣的吸收，可預防骨質疏鬆症發生，同時具有抗癌、防衰、排毒作用。

豐富的硒（Se）

硒為公認必需微量元素，可確保細胞核穩定及通透性，並刺激免疫球蛋白和抗體產生，增強免疫及抗氧化能力。大量研究證實，硒可抑制癌細胞生長。

蟲草入肺腎二經，既能補肺陰，又能補腎陽，主治腎虛，陽萎遺精，腰膝痠痛，病後虛弱，久咳虛弱，勞咳痰血，自汗盜汗等，是唯一一味能同時平衡、調節陰陽的中藥。

經研究證明，蛹蟲草具有調節全身功能，提高免疫力，增強巨噬細胞的吞噬功能，促進抗體的形成，主要有保肺益腎養肝，止咳平喘祛痰，潤膚防皺抗衰老，抗菌抗炎，鎮靜，擴張血管，降低血壓、血糖，抗疲勞，耐缺氧等作用。

▶蛹蟲草的七大重要活性效用

蛹蟲草中的**蟲草素**，可抗病毒、抗菌、明顯抑制腫瘤生長、干擾人體核糖核酸（RNA）及去氧核糖核酸（DNA）合成；蛹蟲草富含**蟲草酸**，蟲草酸能有效預防治療腦血栓、腦溢血、腎功能衰竭，同時還具有利尿作用。

腺苷，可以抗病毒、抗菌，抑制血小板積聚防治血栓形成，還可消除臉上斑點，抗衰防皺；**蟲草多醣**，有提高免疫力，延緩衰老，扶正固本，保護心臟、肝臟，抗痙攣的作用。

蛹蟲草中的**麥角甾醇、超氧化物歧化酶**（Superoxide Dismutase, SOD），對抑制或消除催人衰老的超氧自由基形成及抗癌、防衰、減毒有良好作用；蛹蟲草還富含**硒**。大量的科學實驗證明，硒可以明顯的抑制癌細胞的生長，刺激免疫球蛋白和抗體的產生，增強人體免疫和抗氧化能力。

目前已有不少以蟲草素為主的食品、保健食品、化妝品、藥品在市場銷售。根據報導，將蟲草素作為抗癌、抗病毒的新藥，在美國已進入臨床試用；由蟲草素合成的治療白血病的新藥，在中國也已進入臨床試用。

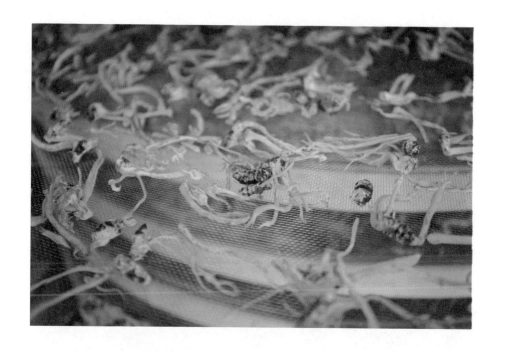

　　蛹蟲草的保健功能成分不僅有蟲草素，其中的蟲草多醣是國際醫學公認的人體免疫增強劑。蟲草酸，即D-甘露醇，是治療心腦血管疾病的基本藥物，具有清除自由基，擴張血管，降低血壓的作用。核苷酸具有抑制血小板聚集，防止心腦血栓形成，消除黃褐斑、老年斑、青春痘，抗衰防皺，養顏美容等。

　　經研究證實，人工培養的北冬蟲夏草的純子實體作為食品用於人體是安全的，可廣泛用於保健食品、保健膳食和其他滋補類食品。同時，人工培育的蛹蟲草子實體，色澤鮮豔、氣味純正、實用性強、商品價值高，適合多種不同的人群使用。蛹蟲草子實體還可與一些中藥配伍，對一些疾病有治療作用。人工培育蛹蟲草的過程中產生的培養基殘基還可以釀製醬油，所釀製的醬油口味純正，營養豐富，具有濃郁的蟲草香味。

蛹蟲草與冬蟲夏草的淵源

　　蛹蟲草和冬蟲夏草都是蟲草，它們的關係可以理解為近親，同為蟲草屬。雖然蟲草的種類有多種，但是明確具有藥用價值的只有冬蟲夏草和蛹蟲草。

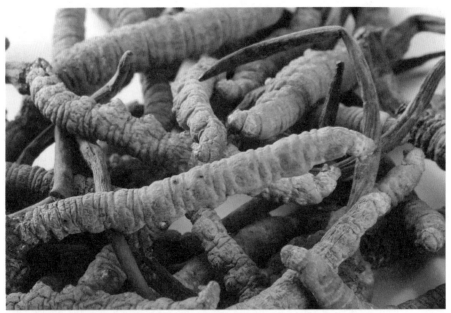

↑ 冬蟲夏草

　　1950年，德國科學家坎寧安等觀察到被蛹蟲草寄生的昆蟲組織不易腐爛，隨後從中分離到一種腺苷類活性物質，確定其結構式為3'-去

氧腺苷，命名為蟲草菌素，又稱蟲草素。1960年，蟲草素已經實現了全化學合成。不過，化學合成不能規模化生產，所以目前市場上的蟲草素主要是通過人工培養蛹蟲草獲得。蟲草素是第一個從真菌中分離出來的核苷類抗生素。

但實際上，多項研究表明，冬蟲夏草中並不含蟲草素。研究人員採集了青藏高原不同產地的冬蟲夏草，對其標本和液體發酵的菌粉進行檢測後發現：「冬蟲夏草裏蟲草素的含量超出了我們的檢測範圍，我們檢測不到它，可以說冬蟲夏草裏基本不含蟲草素。」

據《全國中草藥彙編》記載：「北蟲草的子實體及蟲體可作為冬蟲夏草入藥。」因此，北蟲草在藥理功能及臨床效果方面，與野生冬蟲夏草基本是一致的。

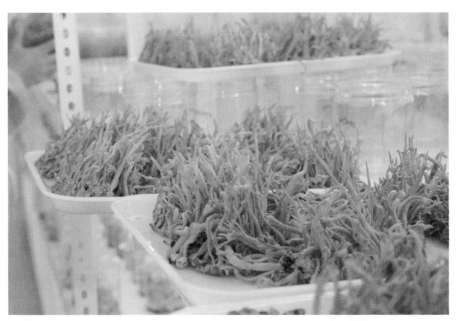

↑ 蛹蟲草

現代醫學研究表明，北蟲草不僅含有豐富的蛋白質（含量為39.37%，是豬肉、牛肉、羊肉蛋白質含量的1.8、1.5、1.9倍）和胺基酸，而且含有30多種人體所需的微量元素。其中，磷（P）的含量是冬蟲夏草的3.5倍，鋅（Zn）、銅（Cu）、鐵（Fe）三種元素的含量是28種補益藥平均值的1.8、2.1和8.8倍，硒（Se）的含量與黃芪的含量相當。所以，北蟲草具有催眠鎮靜、益肝腎、補虛損、防癌、抗癌、止血、化痰、平喘等多種功效，與人參、鹿茸並稱為中藥寶庫中的三大補藥。在《本草從新》中記載有「甘平保肺、益腎、補精髓、止血化痰」等療效。

冬天是蟲，夏天是草，冬蟲夏草是個寶。「冬蟲夏草」簡稱蟲草，是冬季真菌寄生於蟲草蛾幼蟲體內，到了夏季發育而成。冬蟲夏草因此得名。

冬蟲夏草究竟是蟲，還是草？

青海大學牧科院副研究員、多年從事冬蟲夏草人工培育研究的王宏生介紹說，從它的形成過程來看，通俗的講，就是蝙蝠科許多種別的蝙蝠蛾為繁衍後代，產卵於土壤中，卵之後轉變為幼蟲。在此前後，冬蟲夏草菌侵入幼蟲體內，吸收幼蟲體內的物質作為生存的營養條件，並在幼蟲體內不斷繁殖，致使幼蟲體內充滿菌絲，在來年的五到七月天氣轉暖時，自幼蟲頭部長出黃或淺褐色的菌座，生長後冒出地面呈草梗狀，就形成我們平時見到的冬蟲夏草。因此，雖然兼有蟲和草的外形，卻非蟲非草，屬於菌藻類生物。

從外形上看，冬蟲夏草蟲體呈金黃色、淡黃色或黃棕色，又因價格昂貴而有「黃金草」之稱。因其藥用價值高，功效好，在國內外被視為

珍品，市場需求量大，但因其天然資源量稀少，故價格十分昂貴。

看著介紹似懂非懂，對不對？那麼從以下羅列出的幾點，綜觀便知其具體區別有哪些，對蛹蟲草的瞭解也會更加深刻。

一、產地不同

蛹蟲草一般產於中國的吉林、河北、陝西等省。被視為傳統的珍貴滋補品的冬蟲夏草，只指生長在青藏高原及其邊緣的地區的冬蟲夏草。兩者在產地上的區別，註定了其功效的區別是非常大的，這是因為生長環境不同導致了功效的不同。

二、寄生體不同

北冬蟲夏草又叫蛹蟲草，來源主要是人工培養的蛹蟲草子實體。雖然都屬於麥角菌科、蟲草屬，但是蛹蟲草的寄生主要是在蠶蛹上面，而冬蟲夏草是寄生在蝙蝠蛾幼蟲上面，兩者成分有著些許相似。

三、分類不同

蛹蟲草因其主要成分與天然冬蟲夏草相似而得名，已獲得中國有關部門的認可，批准蛹蟲草為新資源食品。蛹蟲草與冬蟲夏草同屬異種，冬蟲夏草被列入藥典，但兩者主要有效成分種類及含量差異不大。

四、形成過程不同

冬蟲夏草很難人工養殖，是蟲草菌絲體鑽入了蝙蝠蛾的幼蟲體內，消耗光了裡面的營養，而在來年的夏天形成了草的形態。而蛹蟲草的菌絲是一種無性型的蛹草擬青黴，其菌體成熟後，孢子散發後隨風傳播，落在適宜的蟲體上，並開始萌發菌絲體。菌絲體一面不斷的

發育，一面開始向蟲體內蔓延，於是蛹蟲就會被真菌感染，分解蛹體內的組織。所以，兩者的生長方式完全不一樣。

五、外形不同

　　兩者外形完全不一樣，因此辨別也相當簡單。在購買的時候，消費者只要能明白兩者的區別，就會知道自己到底是想要蛹蟲草，還是其他蟲草了。從下圖的兩張照片可看出兩者外形上的不同。

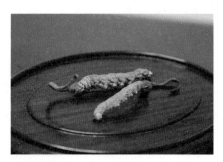

⬆ 冬蟲夏草

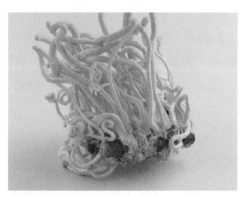

⬆ 蛹蟲草

蛹蟲草的研究與開發

▶蛹蟲草開發

　　蛹蟲草以其藥性溫和、補而不峻的特點一直以來倍受關注，但其特殊的生長條件又使其成為稀缺資源。

　　近年來很多研究都表明，人工栽培的蟲草，其化學成分及藥理作用與野生的冬蟲夏草相似，但價格卻遠遠低於冬蟲夏草。因此，蟲草的開發應用具有極大的潛在市場。

　　由於巨大的市場需求和極其有限的自然資源，造成了市場上的蟲草產品良莠不齊。因此，必須加強對蛹蟲草的開發與利用研究。目前，蟲草的人工栽培技術已經成熟，並進入了產業化生產階段，但在栽培過程中仍有許多難題，如菌種退化，栽培技術不易掌握等問題，還有待於進一步研究。

　　在栽培時，由於蛹蟲草分布廣，種類繁多等因素，其藥理作用存在一定差異，應加強蛹蟲草菌種的選育與保存，選育出藥理成分高的品種。在人工栽培方法上，由於發酵法生產菌絲體的生產週期短，可以針對性的提高某種或某些有效成分的含量。因此，液體發酵法生產菌絲體將是今後蛹蟲草產業化生產的重要發展方向，為蛹蟲草在醫藥學方面進一步開發提供基礎。同時，應加強蛹蟲草的醫藥基礎研究，從分子水準揭示蟲草的藥理作用，為臨床使用蛹蟲草提供客觀的科學依據，從而拓寬蛹蟲草的臨床應用範圍。

　　隨著人們對蛹蟲草的研究愈來愈深入，蛹蟲草這一藥用真菌必將

具有更廣的開發應用前景。

▶蛹蟲草目前的市場前景

蟲草（*Codyceps*）是一類昆蟲寄生真菌的統稱，迄今，全世界已發現有400多種蟲草，中國發現的蟲草有120多種。許多種類的蟲草具有食、藥用經濟開發價值，其中最具代表性的兩種蟲草，是生長在中國的冬蟲夏草（*Cordyceps Sinensis*）和蛹蟲草（*Cordyceps Militaris*）。

▶服用冬蟲夏草的風險

2010年12月，中國國家質檢總局發布通知，嚴禁使用冬蟲夏草作為食品原料生產普通食品。2016年3月，中國國家食藥總局發布的消費者提示明確指出，經過檢測，冬蟲夏草的砷含量較高，長期服用冬蟲夏草有較高風險。

▶蛹蟲草是中國認可的新資源食品

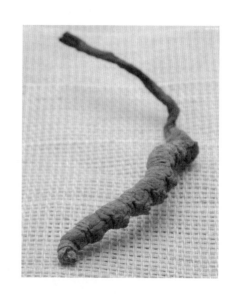

2009年，中國國家衛生部批准蛹蟲草為新資源食品，可作為普通食品原料使用，可廣泛適用於各種人群，無長期服用藥物帶來的副作用，長期食用身體無負擔。

第 2 章

蛹蟲草的栽培

> 蛹蟲草作為中國傳統的名貴滋補食材，營養價值很高。隨著人們生活水準提高，市場需求日益擴大。而由於各種原因導致野生蟲草日益稀少，因此人工栽培蛹蟲草技術的開發和利用具有廣闊的前景。國內外眾多研究者對蛹蟲草人工栽培技術進行了大量的研究之後，終於成功找到人工栽培蛹蟲草的方式。

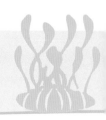

蟲草菌種的製作

▶蛹蟲草野生菌株的處理

將野生蛹蟲草子實體表面用升汞（mercuric chloride）消毒，然後用刀將子實體切成上下兩截，取上截從切開處縱向切開個小口，然後徒手沿子實體縱向撕成兩邊，用接種針在子實體上截中間或中間偏向頂端處，挑取小塊子實體內部組織，接種到斜面培養基上培養，以獲得候選菌株。

▶菌種製備

在無菌條件下選取已獲得的候選菌株，接種在製取斜面固體培養基上，放於22℃恒溫培養3～5天，菌絲在組織塊周圍長出放射狀的菌絲後備用。

▶菌種復壯

菌種復壯的方法主要有：孢子分離復壯法、組織分離復壯法、活體蠶蛹復壯法、蠶蛹回接復壯法等。

一、孢子分離復壯法

選擇接近成熟的子實體，懸掛於固體培養基上，24℃培養成單個菌落，再將單個菌落轉接到固體斜面培養基上，菌絲布滿斜面後，進

行轉色處理。

二、組織分離復壯方法

選擇形態好、長勢健壯、未成熟的子實體，剪成3～6段，75%酒精消毒處理後放入斜面培養基上，22℃培養至3～5公分，挑取菌絲尖端於新的斜面上，布滿斜面後，進行轉色處理。

三、活體蠶蛹復壯法

在無菌條件下將液體菌種接入蠶蛹內，在22℃的培養箱中避光培養。蟲體僵硬後，進行出草管理。子實體長到2～3公分時，做組織分離。做法同組織分離復壯法。

四、蠶蛹回接復壯法

在無菌條件下將液體菌種接入蠶蛹內，在22℃的培養箱中避光培養。蟲體僵硬後，取體內組織粒到斜面上，22℃條件下避光培養，待菌絲長到3～5公分後，挑取菌絲尖端於新的斜面上，布滿斜面後，進行轉色處理。

菌種的篩選復壯直接關係到蛹蟲草人工栽培的商業回報，優良的蟲草子實體是獲得優良人工栽培菌株的首要條件。用於組織分離的蟲草子座必須新鮮、生長正常、形態健壯、顏色橙黃或橘紅色。子座分離的不同部位，對子實體生長的影響都非常大。優良的菌種傳2～3代後活力性狀下降，不能保證能正常出草，必須再挑選優良的蟲草子座，再次進行組織分離，重新篩選優良高產栽培菌株。

優良菌株的收集與篩選是蛹蟲草生產的重要基礎。在進行規模生產前，必須從獲得的蟲草菌種中選取性狀優良的進行出草實驗，出草實驗成功後，才可進行真正的規模生產。

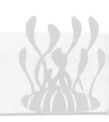

蟲草菌種的保藏

　　菌種保藏的原理是：首先挑選典型菌種的優良純種來進行保藏，最好保藏它們的休眠體，如分生孢子、芽孢等。其次，應根據微生物生理、生化特點，人為的創造環境條件，使微生物長期處於代謝不活潑，生長繁殖受抑制的休眠狀態。

　　這些人工營造的環境主要是乾燥、低溫和缺氧。另外，避光，缺乏營養，添加保護劑或酸度中和劑，也能有效提高保藏效果。

　　菌種常見的保藏方法主要有：斜面低溫保藏法、石蠟油封藏法、乾燥保藏法、超低溫液氮保藏法、冷凍真空乾燥保藏法。

一、斜面低溫保藏法

　　將菌種接種在適宜的斜面培養基上，當菌絲健壯的布滿斜面時取出，置於4～6℃冰箱保藏，每隔一定時間移植轉管一次。保藏時要注意冰箱物品擺放合理，濕度不能太高，以防黴菌進入試管內。可保藏時間為1～6個月。

　　該法的優點是簡便易行，容易推廣，存活率高，故科研和生產上經常使用這種保藏方法。其缺點是菌株仍有一定程度的代謝活動能力，保藏期短，傳代次數多，菌種較容易發生變異和被污染。

二、石蠟油封藏法

　　此法是在無菌條件下，將滅菌並已蒸發掉水分的液體石蠟倒入培養成熟的菌種斜面（或半固體穿刺培養物）上，石蠟油層高出斜面頂

端1公分，使培養物與空氣隔絕，加橡膠塞並用固體石蠟封口後，垂直放在室溫或4℃冰箱內保藏。

由於液體石蠟阻隔了空氣，使菌體處於缺氧狀態下，而且又防止了水分揮發，使培養物不會乾裂，因而保藏期可長達1～2年或更久。

這種方法操作簡單，不需要特殊設備，不需要經常轉種，其缺點是必須直立存放，較占空間，且不便攜帶和轉移。

三、乾燥保藏法

乾燥保藏法也叫「載體保藏法」，是利用各種方法將菌種吸附在載體上，將菌種用來生長繁殖的水分除去，使菌種代謝降至最低變為休眠狀態，但又能保持菌種原有的特性。

根據載體不同，乾燥保藏法主要有沙土管保藏法、濾紙保藏法、明膠片保藏法、矽膠保藏法、麩皮保藏法等。其中，沙土管保藏法、濾紙保藏法、明膠片保藏法使用最多。以下以沙土管保藏法說明。

取河沙與黃土分別洗淨、烘乾、過篩（一般砂用60目篩，土用120目篩），按砂與土的比例為（1～2）：1混勻，分裝於小試管中，砂土的高度約1公分，以121℃蒸汽滅菌1～1.5小時，間歇滅菌3次。50℃烘乾後，經檢查無誤後備用。

將需要保藏的菌株先用斜面培養基充分培養，再以無菌水製成10^8～10^{10}個 /mL菌懸液或孢子懸液滴入砂土管中，而後置於乾燥器中抽真空約2～4小時，用火焰熔封管口（或用石蠟封口），置於乾燥器中，在室溫或4℃冰箱內保藏。

這是一種常用的長期保藏菌種的方法。砂土管法兼具低溫、乾燥、隔氧和無營養物等條件，故保藏期較長，效果較好，且菌種移接方便，經濟簡便。它比石蠟油封藏法的保藏期長，約可保藏1～10年的時間。

四、超低溫液氮保藏法

超低溫液氮保藏法是將需要保藏的菌種和甘油、二甲基亞碸等保護劑按一定的比例放於凍存管中，以超低溫液氮（-196～-150℃）保藏的方法。其主要原理是菌種細胞從常溫過渡到低溫，並在降到低溫之前，使細胞內的自由水通過細胞膜外滲出來，以免膜內因自由水凝結成冰晶而使細胞損傷。

超低溫液氮保藏法是國際上保藏菌種常用的方法，是目前保藏菌種最理想的方法。菌種在超低溫環境中喪失了代謝功能，保持了菌株原有的性狀，變異的可能性也大大降低。這種方法對大部分菌株都適用，且保存時間可長達5～10年。

五、冷凍真空乾燥保藏法

冷凍真空乾燥保藏法又稱「冷凍乾燥保藏法」，簡稱「凍乾法」。它通常是用保護劑製備擬保藏菌種的細胞懸液或孢子懸液於安瓿管中，再於低溫下快速將含菌樣凍結，並減壓抽真空，使水昇華將樣品脫水乾燥，形成完全乾燥的固體菌塊。在真空條件下立即融封，造成無氧真空環境，最後置於低溫下，使微生物處於休眠狀態，而得以長期保藏。

冷凍乾燥保藏法是專業機構保藏菌種使用最多的方法。該種方法結合了多種保藏菌種的特點，將保藏環境控制在低溫、缺氧、乾燥狀態，同時還添加保護劑以減少在保種對菌種的傷害，多重有利的環境因素抑制了菌種的生理活動，使菌種處於休眠狀態。菌種保藏時間可長達10～20年，甚至更久。但該法操作比較繁瑣，技術要求較高，且需要凍乾機等設備。

蟲草菌種易退化，因此應結合實際生產採取合適的保藏方法，盡可能降低保藏溫度，縮短保藏時間及減少傳代次數，以確保菌種品質。

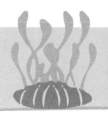

蛹蟲草的人工栽培

　　蛹蟲草人工栽培方式，主要有以下兩類：

　　第一類是將菌種接種到人工飼養的蠶蛹身上經培養而成，其形態最像野生蛹蟲草。這種栽培方式難度大，存活率低，但培育條件優於自然環境，因此蛹蟲草品質更好，有效成分含量也高於野生蟲草。

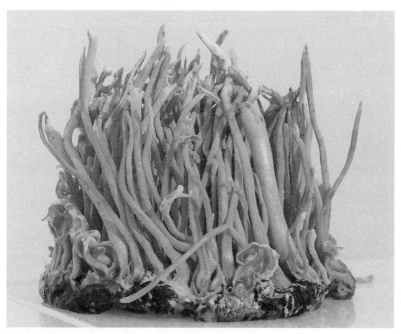

↑ 蛹蟲草

第二類是市場上最常見的蟲草花，是用穀類、麥子或大米等接種發酵菌絲，經過培育而成的蛹蟲草子實體。培育完成後，穀類等營養物質被菌種吸收完畢，因此幾乎看不到根部。將微小的根部切除後就是蟲草花，其具有繁殖快、存活率高的優點而被普遍採用。

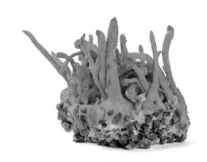

↑ 蟲草花

▶蛹蟲草栽培

蛹蟲草的栽培可分為：削繭、接種、培育、生長管理、採草、烘乾幾個工序。

一、削繭
選用優良蠶繭進行削繭，挑選粒大、飽滿、無破損、無黴變和蟲蛀的完整蛹體。

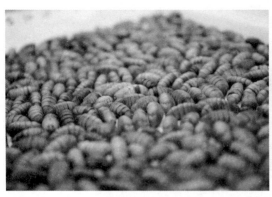
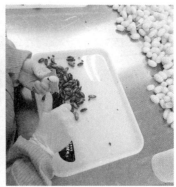

二、接種

　　選擇化蛹2～3天的新鮮、健康蠶蛹，用75%的醫用酒精將蠶蛹體表快速消毒後，用1mL微量注射器吸取蛹蟲草菌絲體懸液，對蠶蛹進行注射接種。接種好的蠶蛹平鋪一層於培養盤內，不要重疊。

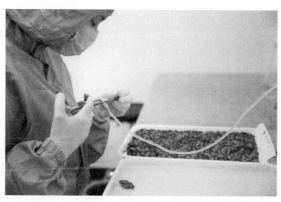

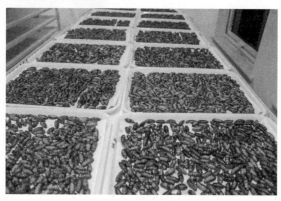

三、培育

　　將接種好菌種的蠶蛹移入預先消毒好的房間，保持室內溫度20℃，相對濕度60%，進行黑暗培養，每日室內通風1小時。同時，室內設置滅蟲燈等設備，防止蚊蠅等有害生物侵害蛹體。經過7～10天，蛹體內逐漸被蛹蟲草菌侵染，蛹體僵化。

四、生長管理

　　整理僵化後的蛹體，剔除被污染的腐敗蠶蛹，將未被污染的僵化蛹體裝入瓶內，鋪滿瓶底，不要重疊，蓋上保濕透氣蓋子或覆蓋保鮮膜，室內保持溫度20℃左右，培養室內相對濕度約85%。經過3天左右，可以從蛹體的節間褶皺處看到有菌絲長出。將瓶移入裝有LED蟲草培養燈的培養架上，通過調節光照、溫差、氣流等方式，促進菌絲轉色和子實體原基的形成。經過40天左右的培養，便可採收。

五、採草、烘乾

　　為確保最佳營養成分，必須在蛹蟲草孢子粉形成前進行採收。採收完畢後，於50℃烘乾至含水率15%以下。乾燥後的蛹蟲草放入可密封的塑膠袋，放至低溫乾燥處貯存。

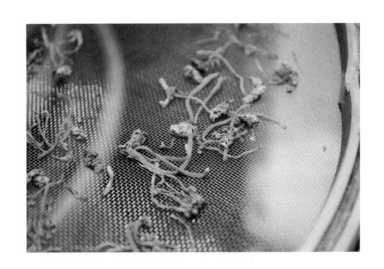

▶蟲草花栽培

採用穀類、麥子、大米代料栽培。這種方法取材方便，操作簡單，而且培育蛹蟲草的成功率較高，生長週期短，是目前值得推廣的一種栽培方法。

選用穀類、麥子或大米，按比例稱量裝入培養瓶，用聚丙烯塑膠膜封口包紮好，放入高壓蒸汽鍋內121℃，滅菌30分鐘左右。冷卻後，接種。室溫控制在15～18℃避光培養，保持空氣濕度60%，培養5天左右。當培養瓶內培養基布滿菌絲後，進行光照培養。

光罩培養的溫度控制在18～22℃，空氣相對濕度80～85%。當培養基有突起並形成有小米粒狀原基時，在培養瓶的封口膜上戳5～8個孔，加強室內通風換氣，促使蟲草花的子實體生長。經過40天左右，就可以採收了。

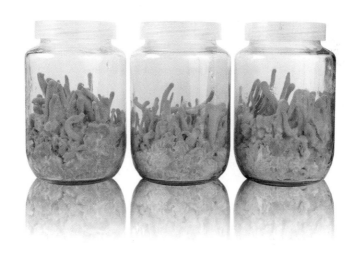

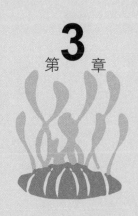

第**3**章

影響蛹蟲草
生長的因素

　　蛹蟲草整個生長期的生理變化比較複雜，在生長的過程
中，對溫度、濕度、通風、光照等均有一定的要求。國內外
眾多專家對此多有研究，2006年諾貝爾獎得主──喬治・斯
穆特（George Fitzgerald Smoot III）博士對蛹蟲草生產因素，
也進行了深入的研究。

蛹蟲草生長的影響因素

▶溫度

　　大量的國內外學者經過實踐證明，溫度是影響蛹蟲草菌絲及子實體生長的重要因素之一，是栽培中不出草，出劣質草或產量低下的常見原因之一。

　　蛹蟲草栽培可分為**發菌及菌絲體生長、轉色、原基分化、子實體生長**等幾個階段。不同溫度對蛹蟲草各階段生長影響較大。

　　發菌及菌絲體生長階段，培養溫度保持在16～20℃，可較好的滿足菌絲體生長及發育的要求。溫度過高可導致菌絲細胞性能明顯退化；適當的低溫可促進菌絲積累營養，提高出草產量。

　　在轉色階段，培養溫度以20～24℃較為適宜，過高或過低會明顯影響菌絲性能，甚至完全不能出草。

　　原基分化是子實體生長及保證良好出草的重要前提，以白晝20℃、晝夜溫差5℃為最佳原基分化溫度，此條件下原基形成快，數量多，分布均勻，生長趨勢好。低溫及高溫則顯著抑制原基分化，調控好此階段溫度及範圍尤為重要。

　　子實體生長階段是提高蛹蟲草產量及商品價值的關鍵時期，在20～24℃的較高溫度下，子實體生長迅速，但產量低，形態細小，商品性較差。而溫度較低後，子實體生長緩慢，但明顯增粗，長度也增加，產量及商品性能亦隨之提高。綜合產量、商品性能及縮短種植週期等因素全面考慮，以20℃最佳。

▶濕度

　　適宜的空氣濕度也是蛹蟲草菌絲體正常生長發育的基本條件之一。空氣相對濕度低，子實體不再分化，子座會乾枯；空氣相對濕度高，營養物質傳質受阻，易污染雜菌。因此，適當調節好空氣相對濕度對子實體的分化發育來說，至關重要。

　　蛹蟲草栽培過程中，轉色、出草階段菌絲生長迅速。因此，轉色期間空氣濕度必須明顯高於發菌階段，子座生長發育階段又必須高於轉色階段。

　　大量學者研究證明，蛹蟲草生長期間相對空氣濕度為60～80%時最有利於轉色及原基形成。出草階段空氣濕度為80～85%時，基內不形成菌索，表面菌膜適中，子座形態典型，草體粗壯，產量也最高。空氣濕度較低時，不僅成子座數量明顯下降，品質也較差；空氣濕度較高時，子座纖細，不僅影響產品品質，也易造成雜菌感染。在規模化生產中，通常透過在地上灑水來提高空氣濕度。

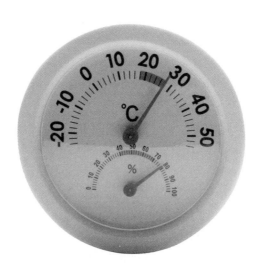

▶二氧化碳（CO_2）濃度及通氣

二氧化碳濃度及通氣狀況會影響蛹蟲草菌絲與子實體生長發育，同時也是決定子實體產量與品質的主要環境因素之一。

在蛹蟲草生長期，二氧化碳濃度對蛹蟲草的生長速度和蛹蟲草的形態均有較大的影響。不同二氧化碳濃度，不僅影響子實體的外觀品質、形態，而且對其色澤也有明顯影響。研究表明：二氧化碳濃度在1.08～2.03%範圍內，蛹蟲草子實體粗長，整齊度較好，色澤橘黃、鮮亮，產量最高。

蛹蟲草生長過程中，通常不會有二氧化碳虧缺的情況。但環境中二氧化碳濃度過高，則會使氧氣含量不足，對蛹蟲草生長產生影響。蛹蟲草實際生產中，一般採用絮孔透氣與機械通風相互配合的方式，來調控二氧化碳濃度。

研究表明，培養瓶的透氣性對蛹蟲草菌絲體生長，原基形成，子實體生長速度及顏色等，均有顯著的影響。透氣程度愈高，菌絲體布滿培養基的時間愈短，原基形成愈早，子實體平均生長速度愈快。同時，每瓶子實體的鮮重也愈大，生物轉化率就會愈高。

▶光照

蛹蟲草在營養菌絲生長階段不需要光照，須進行暗室培養。待菌絲長滿表面後，提供散射光照來誘發細胞轉色。菌絲細胞分裂活性提高，分枝旺盛等各種綜合變化結果引起組織分化，就會形成子實體原基。待原基形成後，提供散射光，可促進子實體的生長發育。適當的自然散射光更適合子實體生長，顏色均勻。在光照不足情況下，子實體生長緩慢，繼而停止生長；無光照時，原基的形成則會受到影響。

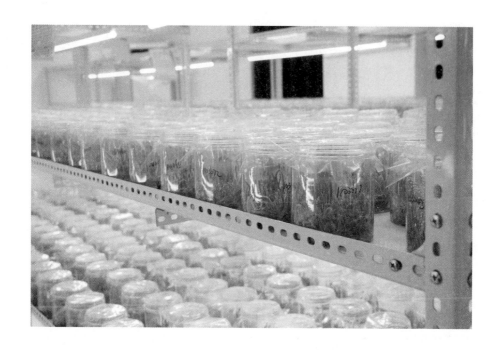

　　在子實體的誘導與生長期間，一定要補充光照。如果白天自然光照時限不足，晚上應採用日光燈補充光照，而且控制光線最好從頂部射入，因為蛹蟲草的生長具有向光性，這樣才能保證蛹蟲草子實體不出現畸形，顏色鮮豔，氣味清香，因為在強光下會使得菌絲提前老化，小子實體枯萎。

　　因此，在子實體生長及發育階段，光照對其極為重要，合適的光照條件才能促進蛹蟲草生長發育。也就是說，光照是子實體獲得優質高產的關鍵因素。

諾貝爾獎得主對蛹蟲草
生產因素的研究

　　喬治・斯穆特（George Fitzgerald Smoot III）博士，美國柏克萊加州大學物理學教授、天體物理學家、宇宙學家。喬治・斯穆特博士和約翰・馬瑟博士因發現了宇宙微波背景輻射的黑體形式和各向異性，共同獲得了2006年諾貝爾物理學獎。

　　2017年，喬治・斯穆特博士與世界衛生組織高級顧問暨原聯合國教科文組織參事陳振興博士共同促成，成立「斯穆特醫學中心暨轉化科學研究院」，在中國河北省邢臺市巨鹿縣重點開展研究蛹蟲草培育，金銀花提取及化妝品領域技術研究。

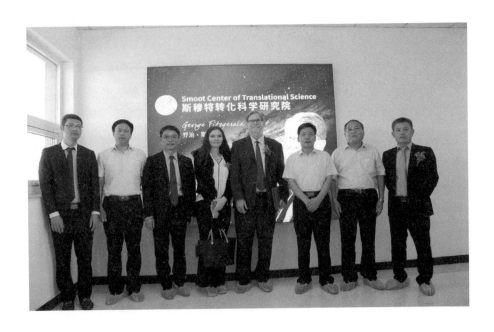

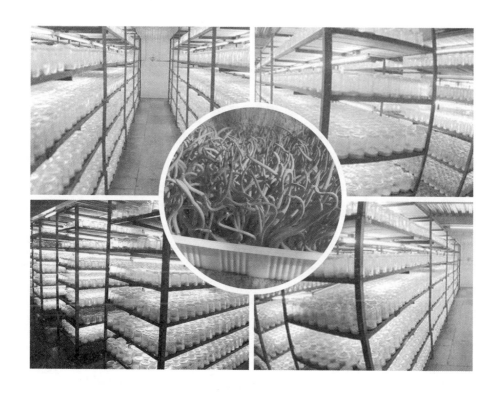

　　研究院成立後重點開展了〈不同光照頻率及物理條件對蛹蟲草生長的影響〉課題的研究，並發表文章〈LED光照對蠶蛹蛹蟲草生產二次代謝產物之影響〉。文中探討了蛹蟲草培育過程中，利用不同顏色光波長及不同照度之LED照射來控制蠶蛹蛹蟲草的生長，並探討各條件下，對蠶蛹蛹蟲草二次代謝產物產量之影響。

　　眾所皆知，光的波長對植物的生長、成熟及二次代謝產物具有調節作用。光照的條件可影響蛹蟲草子實體的發育，不同的波長及照度對蛹蟲草二次代謝產物，同樣有顯著的影響。

研究院透過研究發現，在照度300 lux時，紅光組的蟲草素、多醣及超氧化物歧化酶（SOD）顯著高於藍光、綠光及黃光組，而蟲草酸及腺苷的含量則僅次於藍光組。在照度600 lux時，以白光組二次代謝產物的產量最高，蟲草素、蟲草酸、腺苷、超氧化物歧化酶（SOD）及硒的含量顯著高於藍光、綠光、黃光及紅光組。

　　此結果顯示，不同菌株對光的反應及敏感性不同，最適合的光照條件也有所不同。用600 lux對照300 lux培養蛹蟲草，發現光照度600 lux是提高蛹蟲草蟲草素、蟲草酸、腺苷等成分的最佳光源。

（詳細研究課題報告，見頁133）

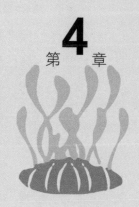

第 4 章

蛹蟲草的
功效成分

　　蛹蟲草，又稱為北冬蟲夏草，為子囊菌亞門，肉座目，麥角菌科，蟲草屬的真菌，與冬蟲夏草同屬不同種[1]，為傳統的珍稀食藥用真菌。研究表明，蛹蟲草子實體及菌絲體中含有各種活性物質，主要包括類胡蘿蔔素類、麥角甾醇類、脂肪醯類、核苷類、多醣類生物活性成分，具有抗腫瘤[2; 3]，免疫調節[4; 5]，抗氧化[6]，抗菌，降血糖，降血脂[7]等藥理活性，具有良好的治療保健功效[3; 6; 8]。

類胡蘿蔔素

類胡蘿蔔素廣泛存在於自然界中，是一種重要的天然色素，具有許多特殊的藥理功能，包括抗腫瘤[9; 10]，抗氧化[11]，保護視力[12]，增強免疫等。人體自身無法合成類胡蘿蔔素，只能從外界攝取。

Dong等[13]從蛹蟲草子實體中分離出四種類胡蘿蔔素：2,3,2',3'-tetradehydro-18,16',17',18'-tetranor-ε,ε-carotene-5,5',1'-triol、2,3,2',3'-tetradehydro-18,1',16',17',18'-pentanor-ε,ε-carotene-5,5'-diol、2,3,2',3'-tetradehydro-18,17',18'-trinor-ε,ε-carotene-5,5'-diol、2,3,2',3'-tetradehydro-18,18'-dinor-ε,ε-carotene-5,5'-diol。

陳策等[14]從蛹蟲草子實體中分離出玉米黃素。玉米黃素是一種抗氧化劑，主要分布在胰臟、卵巢、肝臟等臟器中，可以有效阻斷體內的鏈式自由基反應，防止脂質過氧化，延緩衰老，在食品和醫藥行業具有廣闊的應用前景[15]。

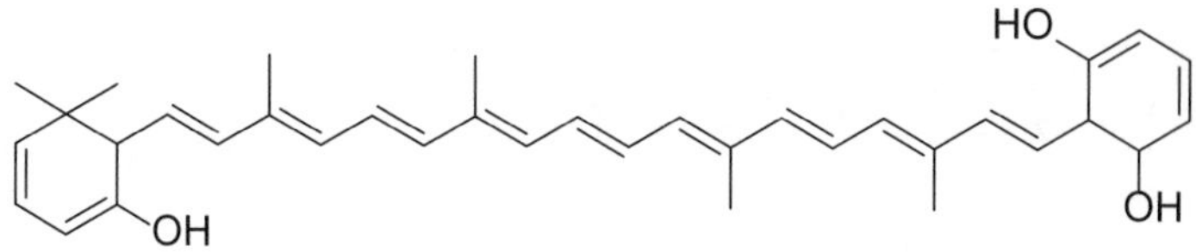

2,3,2',3'-tetradehydro-18,16',17',18'-tetranor-ε,ε-carotene-5,5',1'–triol

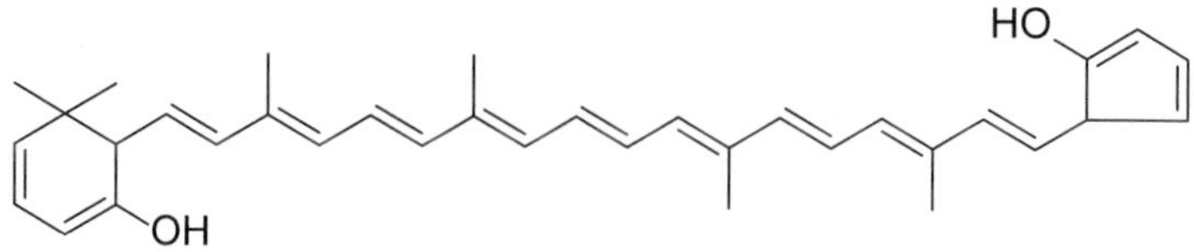

2,3,2',3'-tetradehydro-18,1',16',17',18'-pentanor-ε,ε-carotene-5,5'-diol

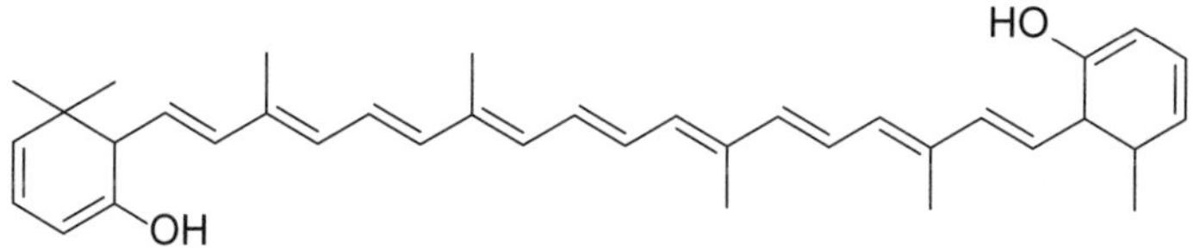

2,3,2',3'-tetradehydro-18,17',18'-trinor-ε,ε-carotene-5,5'-diol

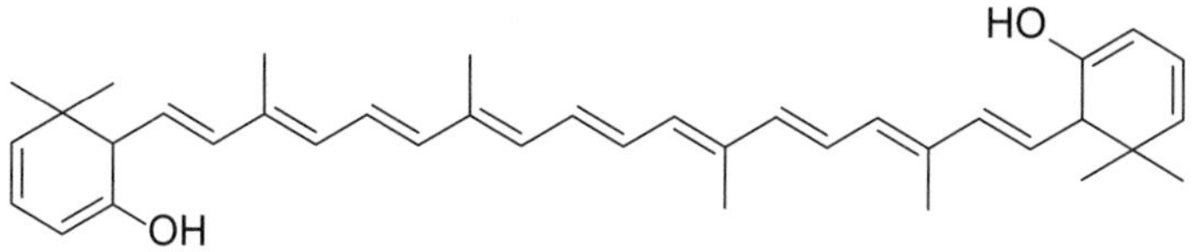

2,3,2',3'-tetradehydro-18,18'-dinor-ε,ε-carotene-5,5'-diol

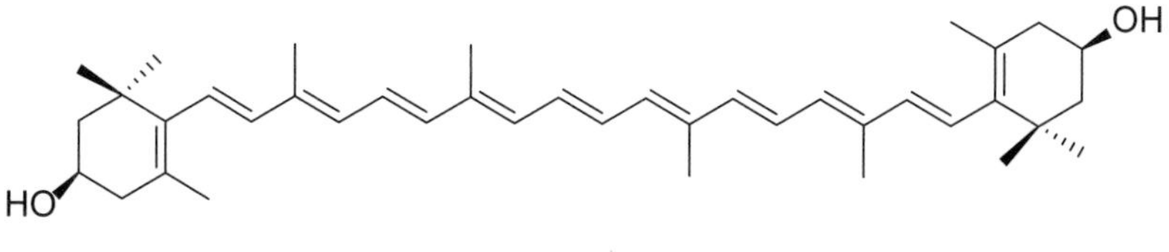

玉米黃素

↑ 類胡蘿蔔素類

麥角甾醇類化合物

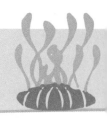

　　陳策等[16]從人工培養的蛹蟲草子實體中分離得到二氫膽甾醇反油脂酸、1-油醯基-2-亞油酸-3-棕櫚酸甘油、麥角甾醇、4,6,8(14),22(23)-四烯-3-酮-麥角甾醇、β-穀甾醇、麥角甾醇過氧化物、啤酒甾醇等7個化合物。呂子明等[17]從人工培養的蛹蟲草子實體當中分離出7(8),24(28)-二烯-3-醇-4-甲基-(3β,4α,5α)-豆甾烷等化合物。

　　Matsuda等[18]從人工培養的蟲草菌絲體中分離純化出5α,8α-epidioxy-22E-ergosta-6,22-dien-3β-ol、5α,8α-epidioxy-22E-ergosta-6,9(11),22-trien-3β–ol、5α,6α-epoxy-5α-ergosta-7,22-dien-3β-ol這三個化合物。三個化合物對腫瘤細胞都顯示出一定的毒性，其半抑制濃度（IC50）值為7.3-7.8 μg/mL。進一步研究表明，這三個化合物可以通過啟動胱天蛋白酶3/7（Caspase3/7）途徑誘導腫瘤細胞凋亡。

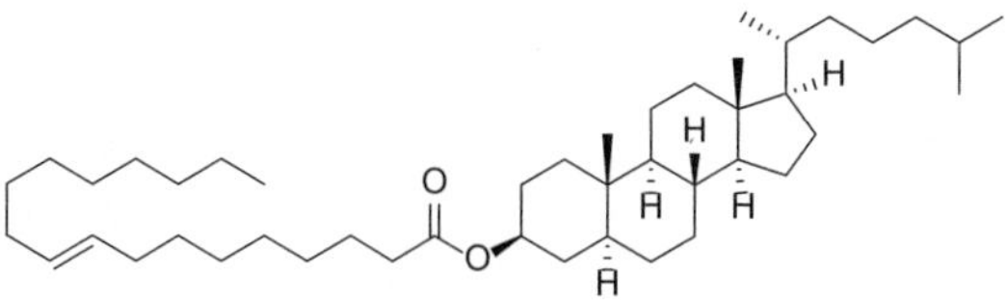

二氫膽甾醇反油脂酸

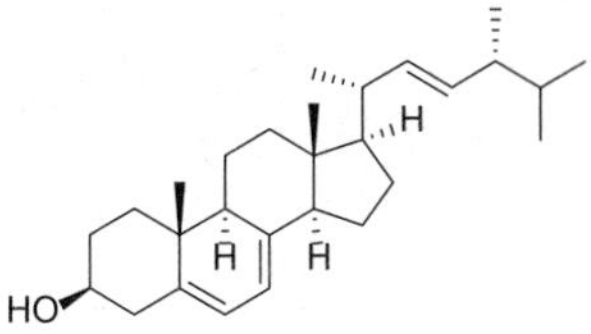

麥角甾醇

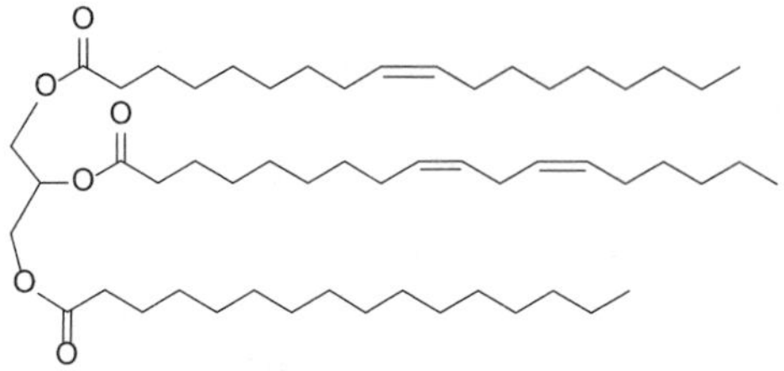

1-油醯基-2-亞油酸-3-棕櫚酸甘油

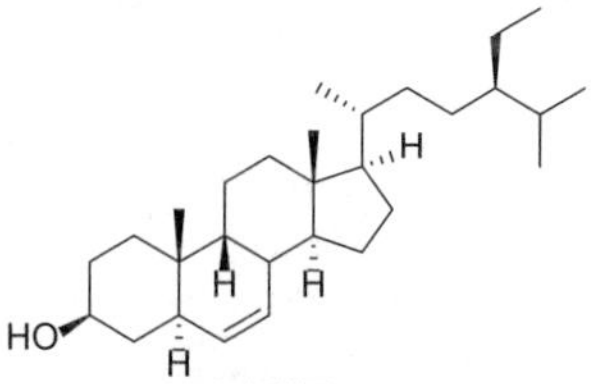

β-穀甾醇

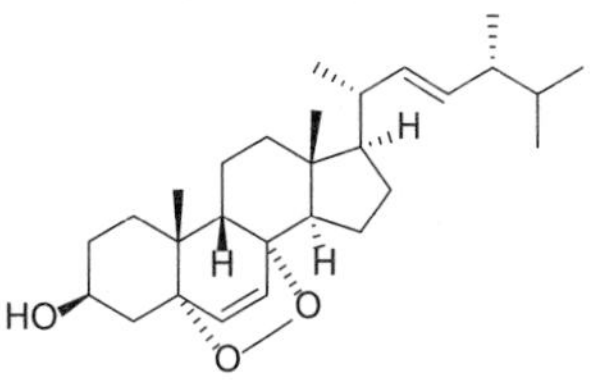

麥角甾醇過氧化物

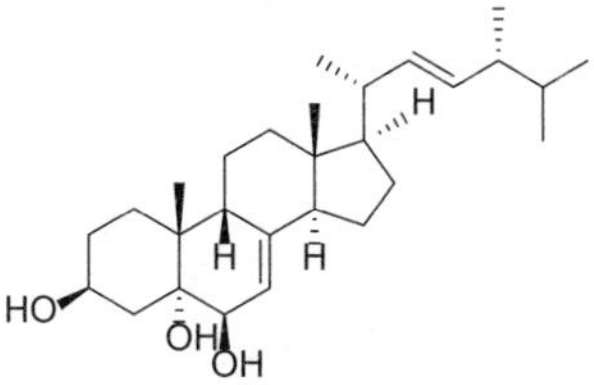

啤酒甾醇

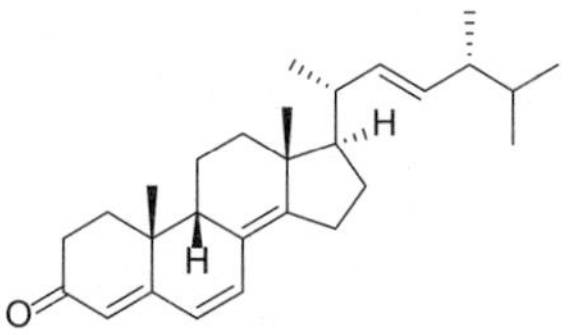

4,6,8(14),22(23)-四烯-3-酮-麥角甾醇

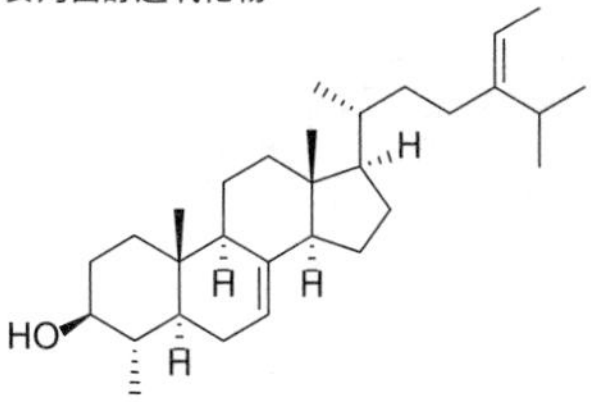

7(8),24(28)-二烯-3-醇-4-甲基-(3β,4α,5α)-豆甾烷

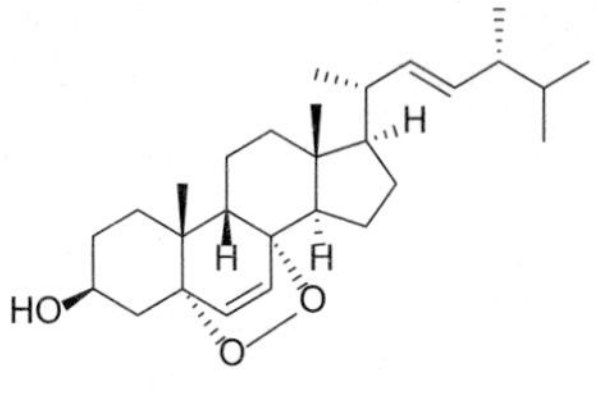

5α,8α-epidioxy-22E-ergosta-6,22-dien-3β-ol

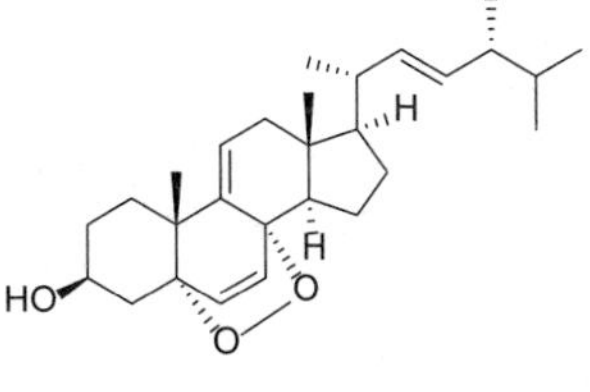

5α,8α-epidioxy-22E-ergosta-6,9(11),22-trien-3β–ol

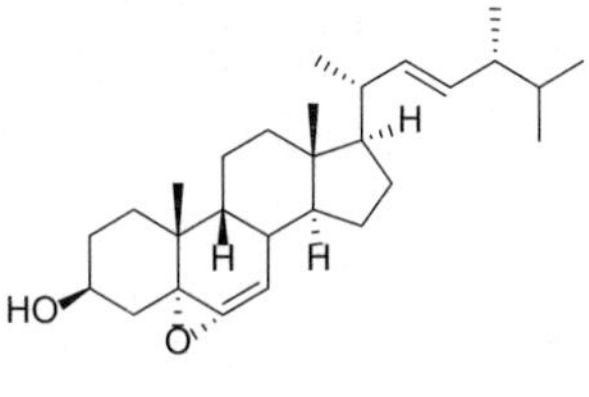

5α,6α-epoxy-5α-ergosta-7,22-dien-3β-ol

⬆ 麥角甾醇類化合物

脂肪醯類化合物

呂子明等[17]從蛹蟲草子實體中分離出二十四烷酸乙酯、二十四烷酸甲酯、十八烷酸、二十四烷酸甘油單酯、N-羥乙基十八醯胺。

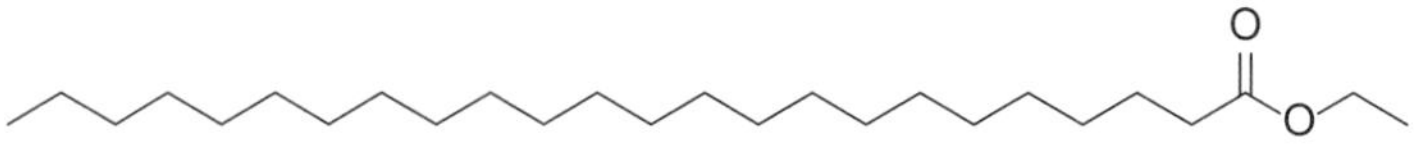

二十四烷酸乙酯

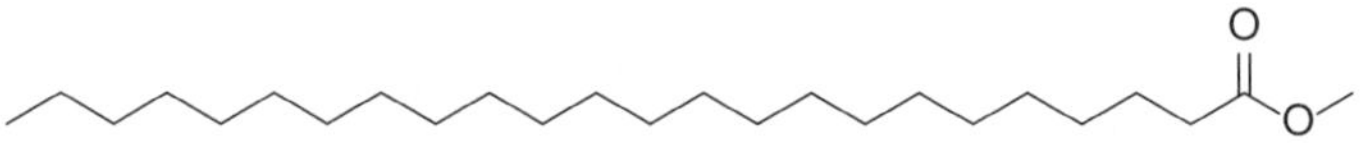

二十四烷酸甲酯

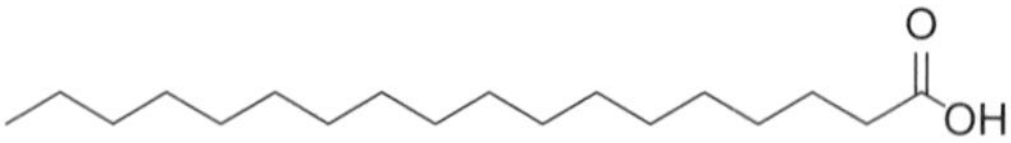

十八烷酸

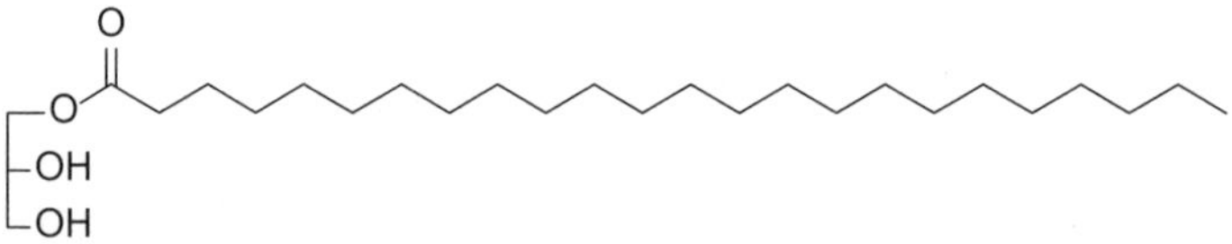

二十四烷酸甘油單酯

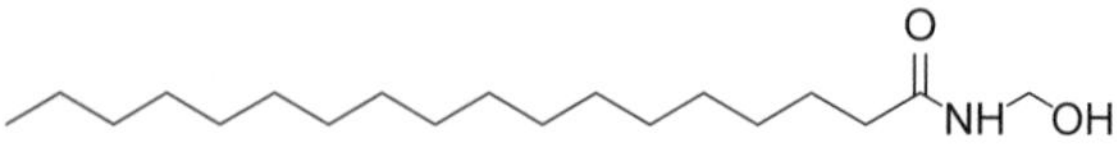

N-羥乙基十八醯胺

↑ 脂肪醯類化合物

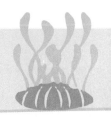

核苷類化合物

核苷類化合物是蛹蟲草中重要的藥理活性物質,蛹蟲草子實體及發酵液中含有蟲草素(3'-去氧腺苷)、腺苷、尿苷、尿嘧啶、腺嘌呤、次黃嘌呤等一系列核苷物質。目前研究較多的是蟲草素和腺苷。

Zhao等[19]用親水色譜–電噴霧飛行時間質譜(HILIC-ESI/TOF/MS)和HILIC-ESI/MS聯合分析的方法,鑒定出蛹蟲草中的胸腺嘧啶、尿嘧啶、胸腺嘧啶核苷、2'-去氧尿嘧啶核苷、尿嘧啶核苷、次黃嘌呤、腺嘌呤、腺嘌呤核苷、黃嘌呤、肌苷、胞嘧啶、鳥嘌呤、胞嘧啶核苷、鳥嘌呤核苷、2'-氯腺嘌呤核苷等核苷類成分。呂子明等[17]從蛹蟲草子實體中分離出蟲草素、腺苷、N6-羥乙基腺苷。薑泓等[20]從人工培養的蛹蟲草子實體中分離出N6-甲基腺苷、O5'-乙醯基蟲草素、N6-[β-(乙醯胺甲醯)氧乙基]腺苷。

腺苷可以擴張冠狀動脈及周圍血管,增加冠狀動脈血流量,降低血壓,還具有很強的抗血小板聚集作用[21]。N6-羥乙基腺苷是一種腺苷衍生物[22],是第一個生物來源的鈣離子拮抗劑和心肌收縮因數[23],對輻射傷害有保護效果[24],可用於治療心律失常、心肌缺血、心絞痛、高血壓、腦血栓等病症[25]。

盧麗麗等[26]利用小鼠路易斯氏肺癌(LLC)肺癌細胞為模型,採用細胞存活率分析MTT法測定其體外抗腫瘤活性,發現其對小鼠路易斯氏肺癌細胞具有較強的抑制作用,並且呈現出劑量依賴效應。

蟲草素,即3'-去氧腺苷,是蛹蟲草中最主要的核苷類活性成分,屬嘌呤類生物鹼,具有抗腫瘤,抗氧化,抗炎,抗血小板聚集,免疫

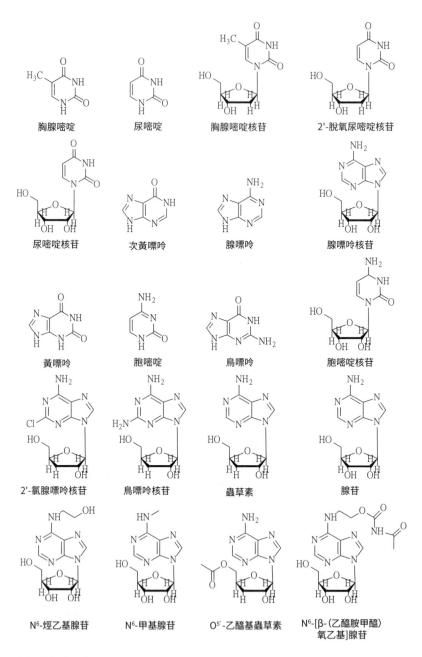

胸腺嘧啶　　　尿嘧啶　　　胸腺嘧啶核苷　　　2'-脫氧尿嘧啶核苷

尿嘧啶核苷　　　次黃嘌呤　　　腺嘌呤　　　腺嘌呤核苷

黃嘌呤　　　胞嘧啶　　　鳥嘌呤　　　胞嘧啶核苷

2'-氯腺嘌呤核苷　　　鳥嘌呤核苷　　　蟲草素　　　腺苷

N⁶-羥乙基腺苷　　　N⁶-甲基腺苷　　　O⁵'-乙醯基蟲草素　　　N⁶-[β-(乙醯胺甲醯)
氧乙基]腺苷

⬆ 核苷類化合物

調節廣泛的生物學活性，國內外科學家對其進行了廣泛而深入的研究[27-29]，已有不少以蟲草素為主的保健品、保健食品、化妝品、藥品等於市場銷售。

蟲草素的抗癌機制是通過調節細胞內嘌呤生物合成和去氧核糖核酸／核糖核酸（DNA/RNA）生物合成誘導細胞凋亡，還可以通過啟動腺苷 磷酸啟動蛋白激酶（AMPK）抑制轉錄因數核因數κB（NF-κB）活性和哺乳動物類雷帕黴素靶蛋白（mTOR）信號傳導，進而抑制腫瘤細胞的增殖。蟲草素還可以誘導腫瘤細胞凋亡，阻滯細胞週期，進而抑制各種癌症類型細胞系的增殖和生長[30; 31]。

體外實驗表明，蛹蟲草（WIB-801CE）發酵液中的蟲草素成分可以促進脾淋巴細胞增殖，並且可以促進脾淋巴細胞分泌細胞因數，還可以改善環磷醯胺誘導的免疫抑制小鼠的症狀，表現出一定的免疫調節作用[4]。

蟲草素通過以劑量依賴方式上調Nrf2和HO-1的表達，降低LPS誘導的急性肺損傷小鼠體內過氧化物酶活性和丙二醛含量，還可以降低模型小鼠體內炎症因數的產生，對小鼠急性肺損傷具有顯著的改善作用[32]。

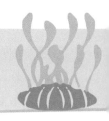

多醣類化合物

　　多醣是一種生物大分子，它不僅僅是一種必需的營養物質，而且與機體的各種生理功能密切相關，在維持細胞功能和機體的生命活動過程中，具有重要的作用。蛹蟲草多醣是蛹蟲草最重要的活性成分之一[33]。各種實驗證明，蛹蟲草多醣具有降血糖、降血脂[34]、保護肝臟、抗氧化、抗腫瘤[35]等生物學活性。

　　從蛹蟲草子實體中分離的堿溶性多醣CMPB90-1，分子量為5.8 KDa，單糖組成為半乳糖、葡萄糖和甘露糖。體外實驗表明，CMPB90-1可以促進脾淋巴細胞增殖，增強自然殺傷細胞的毒性，促進淋巴細胞分泌白血球介素-2（IL-2），並且還可以啟動TLR2、MAPK和NF-κB途徑上調T細胞亞群，增強巨噬細胞的吞噬功能，誘導M1細胞極化[36]。

　　從蛹蟲草液態發酵發酵液中分離純的多醣CPSN Fr II，其相對分子品質為36 KDa，單糖組成為甘露糖（65.12%）、半乳糖（28.72%）、葡萄糖（6.12%）。體外免疫調節實驗表明，CPSN Fr II可以促進RAW264.7細胞分泌NO，顯著促進細胞內TNF-α和IL-1β的基因表達[37]。

　　從人工培養的蛹蟲草子實體中分離出堿溶性多醣CBP-1，單糖組成為甘露糖、葡萄糖、半乳糖，其摩爾比為2.81:1:4.01。抗氧化實驗表明，CBP-1具有顯著的羥基自由基清除能力，IC50值為0.638 mg/mL[38]。

　　從蛹蟲草子實體中分離出的酸溶性多醣AE-PS，單糖組成為岩藻

糖、核糖、阿拉伯糖、木糖、甘露糖、半乳糖、葡萄糖，其百分比為1.23%、0.57%、0.29%、2.12%、2.73%、4.66%、88.4%，高脂飲食和鏈脲佐黴素誘導第二型糖尿病小鼠模型灌胃AE-PS 4週後，其症狀得到明顯好轉，具體表現為：血糖、血脂、脂質過氧化水準明顯降低，血糖和胰島素耐受性獲得明顯改善，體內抗氧化酶活性增強，肝臟、腎、胰腺損傷獲得明顯改善[6]。

通過液態發酵培養蛹蟲草，得到發酵液多醣EPCM-1和菌絲體多醣IPCM-1，進一步分離純化得到EPCM-2和IPCM-2，結構分析表明EPCM-2為α-吡喃糖，相對分子品質為20 KDa，單糖組成為甘露糖（44.51%）、葡萄糖（18.33%）和半乳糖（35.38%），IPCM-2為α-吡喃糖，相對分子品質為32.5 KDa，單糖組成為甘露糖（51.94%）、葡萄糖（10.54%）和半乳糖（37.25%）。體內實驗結果表明，EPCM-1處理可明顯改善高血脂小鼠的血脂水準，降低高脂小鼠的總膽固醇、三酸甘油酯、低密度脂蛋白膽固醇，IPCM-1同樣具有類似作用[39]。

其他活性物質

　　燕心慧等[40]從蛹蟲草子實體中分離出5,5'-dibuthoxy-2,2'-bifuran，體外抗菌實驗表明，其對枯草桿菌和大腸桿菌均有明顯的抑菌作用。前期研究還表明，5,5'-dibuthoxy-2,2'-bifuran可以抑制膽固醇醯基轉移酶活性，具有預防和治療由膽固醇過高引起的動脈粥樣硬化的潛力[41]。

↑ 5,5'-dibuthoxy-2,2'-bifuran

　　蟲草酸，即D-甘露醇，具有利尿，排除毒素的作用，可以促進機體新陳代謝，具有清除自由基，擴張血管，降低血壓的作用。蟲草酸能降低血液中膽固醇和三酸甘油酯的水準，預防血栓的形成，是治療心腦血管疾病的基本藥物[42-44]。

　　薑泓等[45]從蛹蟲草子實體的乙醇提取物中首次得到蟲草環肽A，並歸屬了它的波譜信號。

58　　神奇的蛹蟲草

↑ 蟲草環肽A

　此外，蛹蟲草還含有豐富的硒，硒是人和動物體所必需的微量元素。作為穀胱甘肽過氧化物酶和某些脫氫酶的成分，具有抗氧化，抗癌，調節免疫，抑制愛滋病病毒等重要的生理功能[46]。

　超氧化物歧化酶是一種重要的生物活性蛋白質，蛹蟲草中主要包括銅（Cu），鋅超氧化物歧化酶（Zn-SOD），可以清除機體內產生的自由基，具有一定的抗氧化作用，可以預防機體衰老[47]。近年來，超氧化物歧化酶（SOD）得到廣泛的研究，其成果已在醫藥、食品、化妝品、生物農藥等領域開始廣泛應用。

第5章

蛹蟲草的藥理作用

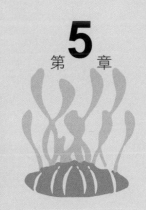

　　有關野生蛹蟲草的藥效研究始見於《新華本草綱要》，書上記載其功效為「味甘、性平」，有「益肺腎，補精髓，止血化痰」的功效。《中華藥海》關於蛹蟲草的記載，其「性味甘、平，入肺、腎二經」，功效主治「益腎補陽，益精髓，治腎陽不足，髓海空虛，眩暈耳鳴，健忘不寐，腰膝痠軟，陽萎早洩等症既補腎陽，又益肺陰，保肺益腎，秘經益氣，對肺腎不足，久咳虛喘，勞嗽痰血者有較好療效。」基於蟲草對人體的奇異功效，因而與人參、鹿茸同被列為中國中藥寶庫「三寶」，更在2009年由中國國家公告批准蛹蟲草為新資源食品。

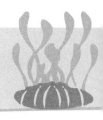

對中樞神經系統的作用

中樞神經系統損傷以其高發生率和高死殘率，已成為世界性的公眾健康問題。蛹蟲草中具有明顯的鎮靜、催眠和抗驚厥作用。臨床實驗證明，蛹蟲草中的蟲草素、腺苷有保護中樞神經系統（Central Nervous System）的功能，對不同因素刺激誘導的神經損傷具有保護作用。

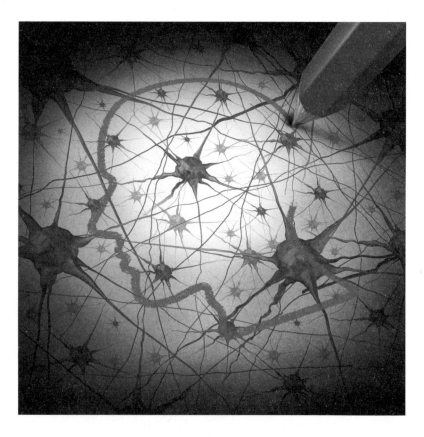

▶鎮靜、催眠、抗驚厥作用

早在20世紀90年代就發現，蛹蟲草水煎液具有明顯的鎮靜和增強戊巴比妥鈉催眠的作用[55]。2013年Hu等[48]通過記錄大鼠腦電圖（Electro Encephalo Gram, EEG）的變化，分析了蛹蟲草中的蟲草素對大鼠睡眠的影響。結果顯示，給予大鼠蟲草素灌胃5天，能減少大鼠睡眠–覺醒週期，顯著延長非快速動眼（Non-Rapid Eye Movement, NREM）睡眠，縮短快速動眼睡眠（Rapid Eye Movement Sleep, REM），顯示蟲草素能有效改善睡眠結構，抑制覺醒，延長深睡眠期。

陳敬民等[49]發現蛹蟲草能明顯減少小鼠的自主活動，拮抗戊四氮所致的小鼠驚厥和一定程度協同戊巴比妥鈉誘發小鼠睡眠，顯示蛹蟲草具有鎮靜催眠作用。劉潔等[50]的研究證明，蠶蛹蟲草能與戊巴比妥鈉產生協同的催眠作用，並且能拮抗抗戊四唑引起的驚厥而體現出抗驚厥作用，可延長小鼠游泳時間，有耐疲勞作用。

▶神經保護作用

孫軍德等[51]的研究也顯示，蛹蟲草多醣可以透過降低果蠅體內的氧化壓力，起到神經保護的作用。Cheng等[52]應用2,3,5-氯化三苯基四氮唑（Triphenyl- Tetrazolium Chloride, TTC）和碘化丙啶（Propidium Iodide, PI）染色，以及乳酸脫氫酶（Lactatedehydrogenase, LDH）釋放的測定，檢測了糖氧剝奪損傷的小鼠腦片組織的細胞活性。結果發現，蟲草素2×10-5和4×10-5 mol/L能防止缺血腦組織的損傷和神經元的變性。

楊國平等[53]研究發現，北蟲草提取物能從環磷腺苷酸水平，明顯

改善冷應激大鼠腦組織不同區域（腦皮層、腦幹、視丘下部）的環腺苷酸（CAMP）含量和腺苷酸環化酶（AC）活性，提示持續冷應激會導致中樞神經系統功能障礙。蟲草提取物表現的上調CAMP含量和AC活性的作用，則可能與增強冷應激大鼠腦組織不同區域交感神經腎上腺靶細胞信號傳導網路之間的功能有關。

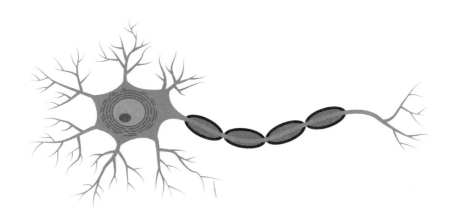

Cheng等[54]將小鼠自體血定向注射至右側紋狀體，模擬出血性中風，建立改良的腦出血模型。研究表明，蟲草素能顯著改善小鼠的神經功能障礙，減輕腦水腫，並抑制NLRP3炎症小體的活化，減少神經元的死亡，顯示蟲草素可通過抑制炎症反應，減輕腦出血所引起的損傷。

對血液及心血管系統的作用

　　血液及心血管疾病是影響人類健康的最常見疾病之一，已成為全世界首要的死因。蛹蟲草具有多種有益心血管健康的活性成分，在心血管疾病的預防和治療上有著廣闊的應用前景[56]。

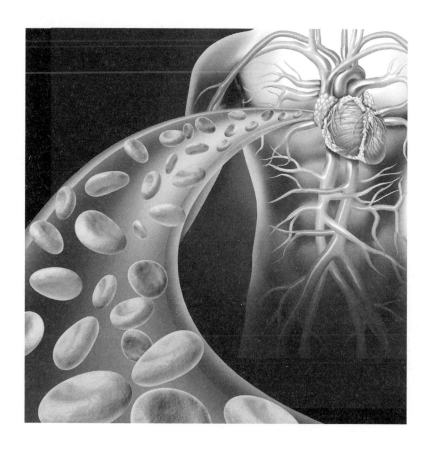

▶抗心律失常作用

　　世界衛生組織指出，心血管疾病是全球死亡的頭號殺手，嚴重的心律失常是心血管疾病死亡的主要原因。蛹蟲草具有明顯抗心律失常及抗缺血再灌注損傷的作用，能增加心輸出量和冠脈流量，對心律失常具有雙向調節作用[58]。目前有關於蟲草的抗心律失常的作用已有很多報導。程學華等[59]的臨床研究發現，卡馬西平（Carbamazepine）與冬蟲夏草有協同抗心律失常作用，尤其適用於老年患者。沈劍等[60]研究發現，蟲草腺苷能夠有效對抗腎上腺素和氯化鋇等所致室性心律失常，減少大鼠心肌缺血再灌後心室顫動的發生率，對心血管損傷中具有重要的保護作用。

▶對缺血心肌的保護作用

　　隨著人們生活水準的提高，缺血性心臟疾病的發病率及病死率有不斷增高的趨勢，成為危害人類的主要疾病之一[57]。蟲草能減少心肌耗氧量，增加心肌營養性血流，改善心肌氧供需平衡，有利於改善心肌缺血、缺氧的病理狀態。李雪芹等[61]研究發現，冬蟲夏草對垂體後葉素所致的大鼠急性心肌缺血有保護作用。冬蟲夏草可以降低心肌細胞脂質過氧化物丙二醛含量，有效減輕細胞脂質過氧化反應。同時，可以提高超氧化物歧化酶的活性，增強機體抗氧化能力，從而對缺血心肌起保護作用。韓冰等[62]研究表示，蛹蟲草對缺血心肌具有保護作用，其機制與蟲草抑制脂質過氧化和擴張冠狀動脈有關。

▶降血脂、血壓作用

　　蛹蟲草有降血脂、降血壓、擴血管的作用已經早有報導。腺苷被認為是其擴張心臟和外周血管的活性成分之一。陳曉燕[58]報導經電磁量計法與恒速灌流泵法實驗，發現蟲草腺苷有興奮M受體及鬆弛血管平滑肌作用，從而擴張血管，增加麻醉犬冠脈血流量，降低冠脈、腦及外周血流量，降低血壓。還指出蛹蟲草能降低腎性高血壓大鼠的血壓，並能逆轉腎性高血壓所發生的心肌肥大。有報導說，蛹蟲草可透過提高自由基，消除酶活性，維護體內自由基穩態和平衡，減少脂質過氧化物的產生，而達到抑制丙二醛（MDA）的產生，提高超氧化物歧化酶和卵磷脂膽固醇酯醯轉移酶（LCAT）活力，抗氧化損傷的作用，從而預防高血脂，延緩動脈粥樣硬化。

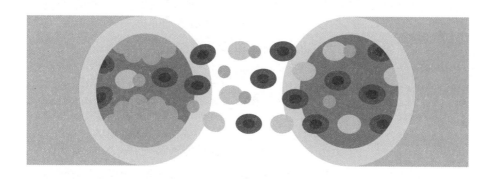

　　蛹蟲草還能降低血漿黏度，降低膽固醇、β-脂蛋白、三酸甘油酯及纖維蛋白含量，改善血液流變，從而緩解冠心病、心絞痛的症狀。蔡久英等[63]臨床研究發現，高血壓患者服用冬蟲夏草和黃芪8週後，心室舒張功能明顯得到改善，且血脂降低，並且在治療期間，沒有發現1例不良反應。由此說明，冬蟲夏草可以作為安全有效的抗高血壓藥應用

於臨床。

廖小曼等[64]給家兔靜脈注射蟲草提取液，血壓下降明顯。楊毅等
[65]用2g/kg量的人工蟲草菌絲體給小鼠灌胃，發現其具有抗疲勞，協調
運動的功能；用4g/kg量的人工蟲草子實體，給小鼠灌胃，表明蟲草子
實體有明顯降低蛋黃致高脂血清膽固醇作用。趙鵬等[66]研究也表明，
蛹蟲草菌絲體具有降低血脂作用。馬定遠等[67]報導，蛹蟲草可降低
小鼠血漿中的三酸甘油酯和膽固醇濃度，調節血漿滲透壓，降低顱內
壓，減輕腦水腫，並具有擴血管作用。

▶降血糖作用

蛹蟲草具有良好的降血糖作用，對多種糖尿病模型動物均有顯著
作用。主要降血糖機制包括:刺激胰島素分泌，抑制肝葡萄糖輸出，促
進肝臟葡萄糖代謝酶活力和降低葡萄糖轉運蛋白含量等。徐雷雷等[68]
用蛹蟲草灌服小鼠試驗，發現蛹蟲草能顯著降低糖尿病小鼠的糖化血
紅蛋白和糖化血清蛋白含量，具有良好的降血糖作用。其作用機制與
清除體內自由基，提高機體和胰腺的抗氧化能力，修復受損的胰島β細
胞有關。

黃志江等[69]研究發現，人工蟲草對正常小鼠血糖水準無明顯影
響，但能夠顯著降低四氧嘧啶糖尿病小鼠的血糖水準和糖基化血清蛋
白含量，明顯改善糖尿病小鼠的血糖耐量，提高胰島素抵抗脂肪細胞
的葡萄糖攝取水準；其促使胰島素抵抗脂肪細胞的葡萄糖攝取可能是
其降血糖作用機制之一。胡占傑等[70]指出，蛹蟲草多醣對於四氧嘧啶
糖尿病小鼠有較好的降糖活性，能夠在一定程度上增加模型小鼠的糖
耐量，降低a-葡萄糖苷酶活性，同時能明顯升高SOD活性，降低丙二醛
（MDA）含量，具有較好的降血糖效果。

▶對血液系統作用

　　蛹蟲草可以促進血小板的生成，能促進造血幹細胞、單系祖細胞、紅系祖細胞及骨髓成纖維祖細胞的增殖。有研究證實，蛹蟲草能提高骨髓紅系祖細胞的數量，同時能保護三類杉酯鹼對造血系統的損害。蛹蟲草能透過依賴蛋白酶的退化和抑制核易位β-連環蛋白白血病細胞，顯著抑制白血病的集落形成。蛹蟲草還能夠促進淋巴細胞的增殖和分化，同時能增強禽流感疾病中血清抗體的濃度以及改善血清中γ-干擾素和白介素-4的濃度[71]。

對呼吸系統的作用

　　呼吸系統疾病是危害人們健康的常見病、多發病，主要病變在氣管、支氣管、肺部及胸腔，病變輕者多咳嗽、胸痛、呼吸受影響，重者呼吸困難、缺氧，甚至呼吸衰竭而致死。由於空氣污染、吸菸、人口年齡老化及其他因素，國內外的慢性支氣管、肺氣腫、肺心病、支氣管哮喘、肺癌、肺部瀰漫性間質纖維化及肺部感染等疾病的發病率、死亡率持續增加。蛹蟲草和冬蟲夏草具有保肺益腎，止血化痰，可明顯舒張支氣管平滑肌，增強腎上腺素等一系列作用，因而對改善肺功能、老年慢性支氣管炎、哮喘、肺氣腫、肺心病等疾病，能起到減輕症狀，延長復發時間等作用。

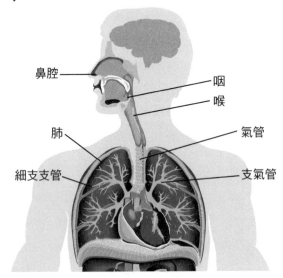

鼻腔　　　　咽　　喉　　氣管　　肺　　細支支管　　支氣管

↑ 呼吸系統

▶鎮咳、祛痰、消炎、平喘作用

蟲草菌絲體可以抑制金黃色葡萄球菌、肺炎球菌和乙型鏈球菌，具有鎮咳、祛痰和抗菌消炎作用。魏濤等[72]選用二月齡雌性昆明種小鼠，隨機分為空白對照、低劑量（0.5g/kg.bw）和高劑量（1.0g/kg.bw）三組，連續灌胃17天和27天後分別進行鎮咳、祛痰和體內抗炎實驗。同時，還研究了冬蟲夏草菌絲體的體外抗菌作用。結果表明，蟲草菌絲體具有抑制金黃色葡萄球菌、肺炎球菌和乙型鏈球菌的作用。結果顯示，蟲草菌絲體具有鎮咳、祛痰和抗菌消炎作用。

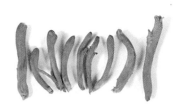

▶治療呼吸系統疾病疾病

宋俠[73]報導冬蟲夏草能擴張支氣管、祛痰平喘，具有抑制黃色葡糖球菌、乙型溶血性鏈球菌、肺炎雙球菌有明顯抑制作用。臨床上能顯著改善肺部免疫功能，在一定程度上能抑制肺功能的進行性惡化和改善通氣功能，治療中醫證屬肺腎兩虛的慢性阻塞性呼吸道疾病，治療肺間質病，防治老年反覆呼吸道感染疾病，輔助治療肺源性心臟病呼吸衰竭。

一、治療慢性阻塞性肺病

慢性阻塞性呼肺病，是一種氣流受限制為特徵的肺部疾病，氣流受限不完全可逆，病情常呈進行性發展，死亡率高。錢皓瑜等[74]研究指

出，蟲草能顯著改善患者肺通氣功能，提高血氧分壓，降低血漿內皮素水準，在一定程度上能抑制肺功能的持續性惡化和改善通氣功能。對於中醫證屬肺腎兩虛的慢性阻塞性肺疾病臨床症狀和體徵，有較好的療效。

二、肺間質病

　　張仲儀等[75]用冬蟲夏草治療20例肺間質病患者，臨床症狀明顯好轉，刺激性乾咳、進行性呼吸困難加重等症狀消失，限制性通氣功能障礙恢復正常，肺部聽診爆裂音消失。

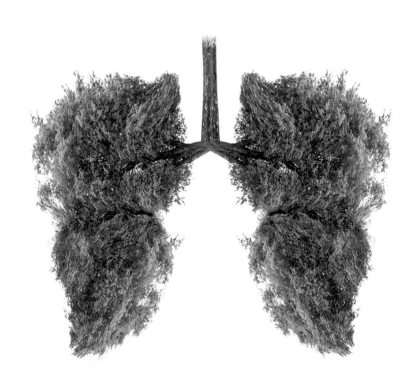

三、老年反覆呼吸道感染疾病

老年反覆呼吸道感染疾病主要由年老體衰、免疫功能低下、抗病屏障破壞造成，中醫認為是肺腎不足。鄭星宇等[76]臨床試驗指出，冬蟲夏草具有溫腎補肺功效。現代研究表明，蟲草含有10餘種胺基酸和微量元素，有增強免疫，促進損傷組織修復，改善機體功能，預防感染，延緩衰老的作用，且無明顯毒副作用，用於防治反覆呼吸道感染疾病有良好效果[76]。

四、輔助治療複治肺結核

宋俠[73]報導複治肺結核，多是由於不規則抗治或病人免疫低下而致。臨床上常見反覆咳嗽、發熱、咯血、盜汗等症狀。單純抗結核藥物治療無法澈底殺滅體內結核菌，導致肺牽延不癒。

蟲草素對結核桿菌等能引起肺部感染的病菌，有強烈抑制和殺滅作用。此外，蟲草酸和蟲草多醣都能修復已經受損的肺泡細胞。冬蟲夏草能協助抗結核藥物澈底殺滅體內存留結核菌，使痰菌陰轉，促進肺部病灶吸收，從而提高複治肺結核的治癒率。

五、輔助治療肺源性心臟病呼吸衰竭

肺源性心臟病呼吸衰竭患者多表現為年齡大、病程長、進食差，因而營養狀態低下。冬蟲夏草含多種胺基酸，特別是人體必需胺基酸。它通過補充人體必需胺基酸，改善營養狀況，增強抵抗力，達到對肺心病衰竭患者的治療作用[73]。

肖琅等[77]對30例肺源性心臟病呼吸衰竭患者在綜合治療上輔以蟲草治療，結果發現，蟲草能改變血漿胺基酸，使支鏈胺基酸芳香胺基酸比值升高，從而對肺源性心臟病呼吸衰竭病達到輔助治療作用。

對內分泌系統的作用

　　內分泌系統是人體的重要調節系統，它與神經系統相輔相成，共同調節人體的生長發育和各種代謝，維持內環境的穩定，並影響行為和控制生殖等。蟲草對人體功能的整體調節，則是從下視丘–腦下垂體–性腺系統的功能調節開始。

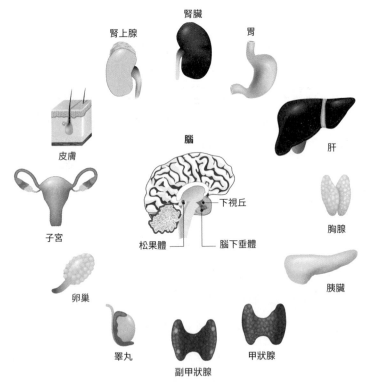

↑ 內分泌系統

從西醫角度來講，蟲草對人的生理功能進行綜合調理，調節新陳代謝和改善人體內分泌，有類似於雄性激素的作用，尤其是其中的腺苷能改善腎臟的微循環和局部血流量。同時，它還能調節腎上腺素以及與性功能有關的內分泌與神經組織的功能，從而提高性功能。因此，蟲草對中老年和因為內分泌萎縮、失調引起的性功能障礙，有較好的治療作用。

▶學者對蟲草作用於內分泌系統的研究

金紅蘭等[78]報導指出，蟲草能使大鼠性腺激素細胞中的分泌顆粒增多，對大鼠性功能障礙有改善作用。蟲草多醣能使血漿皮質酮含量增高，增強睪丸的生精與內分泌功能，具有提高性慾和生育的作用。王洪軍等[79]研究表明，北蟲草的提取物有促使雄性去勢大鼠副性腺發育，增加組織器官重量與刺激睪固酮生成，其作用優於鹿鞭精。柴建萍等[80]指出，蛹蟲草水提取液在劑量5g/kg時，有促進大鼠糖皮質激素和性激素分泌的作用，可增加去勢大鼠精囊–前列腺重量，具有雄性激素的作用。徐維蓉等[81]對大鼠灌胃實驗證明，蛹蟲草可以提高大鼠血漿皮質醇和睪固酮含量，使去勢大鼠精囊和前列腺重量明顯增加，從而顯示其具有雄性激素樣作用。吳雪晶等[82]報導，蟲草能增強睪丸的生精與內分泌功能，促使雄性激素分泌並能修復腺嘌呤引起的睪丸功能障礙，使大鼠血清睪固酮含量增加。同時，能顯著提高其體重及皮腺、精囊、前列腺的重量，有明顯的雄性激素樣作用。

蛹蟲草對激素失調引起的性功能損傷有修復作用。臨床證明，其對腎虛所導致的陽萎、早洩、腎虛腰痛等症狀，有良好的治療及保健功能，對治療腎虛腰痛、糖尿病、蛋白尿等腎功能障礙有較好的效果。

▶蟲草對女性內分泌系統的調節作用

內分泌失調是如今職場女性常見的症狀之一，而內分泌失調會造成臉部斑點，脾氣暴躁，衰老嚴重，甚至會導致各種婦科疾病的發生。蟲草能夠促進皮膚血液循環，減少皮膚受到的刺激，從而消除皮膚上的斑點，達到美容養顏的效果。

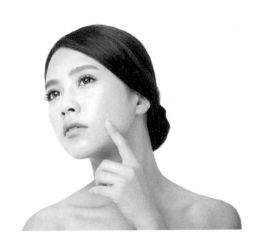

除此之外，蟲草還能夠有效改善因女性內分泌紊亂造成的更年期症狀，避免女性更年期出現脾氣暴躁、耳鳴、肥胖等情況。對於各種婦科疾病，比如月經不規律、痛經、月經不調等具有調理效果，改善女性性激素分泌減少所造成的衰老，能夠讓女性恢復青春，充滿活力。

對人體物質代謝的作用

　　大量研究表明，蟲草對人體物質代謝有重要的作用。蟲草能夠補充人體必需胺基酸和微量元素，調節三大物質代謝，具有促進蛋白代謝和降脂、降糖作用。蟲草或蟲草菌水提取物可使雄性小鼠空腹血糖濃度增高，但對飽食小鼠或雌性小鼠血糖則無明顯影響。

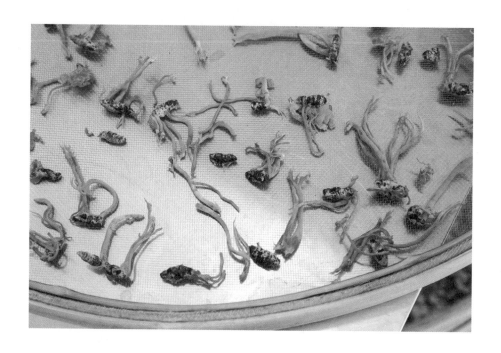

　　李瓊等[83]報導應用發酵蟲草對糖尿病、腎病（DN）模型大鼠進行干預，說明發酵蟲草可通過調節蛋白酶B（CB）和胱抑素C（CC）的

平衡來減少DN細胞外基質（ECM）的沉積，起到對DN的保護作用。王奇等[84]研究表明，500mg/kg的劑量給予正常小鼠口服人工蛹蟲草菌絲體的水提取物，發現其血糖濃度與對照組相比有一定的下降，而且降糖功效可維持24小時。

然而，如果採用蛹蟲草菌絲體水提取物以100mg/kg的劑量對正常小鼠、四氧嘧啶糖尿病模型小鼠和鏈脲佐菌素糖尿病模型小鼠進行腹腔注射，則表現出非常顯著的降血糖作用。正常小鼠的血糖水準最多可降到60%左右，而糖尿病模型小鼠最多可降到約40%，並且高劑量組下降的幅度大於低劑量組，呈現出一定的量效關係。同時，血清中的胰島素含量無明顯的變化。

此外，小鼠口服蟲草粉或蟲草菌，均有明顯降低血清膽固醇含量的作用。周建樹等[85]報導，冬蟲夏草醇提取液及發酵蟲草菌提取液皮下注射，可明顯降低小鼠血清膽固醇含量，能使正常大鼠血漿中三酸甘油酯、總膽固醇、低密度脂蛋白膽固醇及極低密度脂蛋白膽固醇顯著降低，顯著增升高密度脂蛋白膽固醇及HDL-C/TC比值，從而改善動

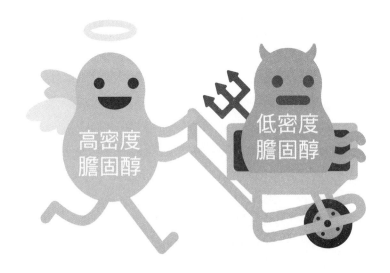

脈硬化，並使高脂血症大鼠紅血球膜的膽固醇含量及紅血球膜微黏度顯著降低。

蟲草降血脂作用的機制，在於蟲草菌能活化毛細血管壁及血管外組織（主要是脂肪組織）中的脂蛋白酯酶，增加其活性，加強三酸甘油酯的分解。王奇等[84]指出，蛹蟲草能夠提高大鼠肝臟勻漿中超氧化物歧化酶的含量，抑制脂質過氧化物的生成，有保肝護肝，阻止肝纖維化的作用，還能明顯促進實驗大鼠紅細胞糖酵解生成，增加能量生成量。

對免疫系統功能的作用

　　免疫系統相當於人體中的防衛軍隊，對內抵禦，清除老化、壞死的細胞組織，對外抗擊病毒、細菌等微生物感染。蛹蟲草是細胞免疫調節劑，同時也有體液免疫調節作用，對免疫系統有著雙向調節的作用。

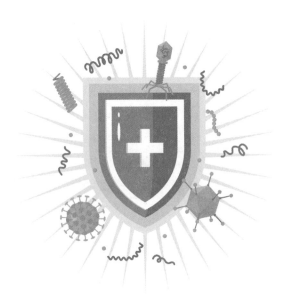

　　蛹蟲草的免疫作用主要與蟲草多醣有關[85]。研究表明，蟲草多醣的不同組成均能增加小鼠的胸腺和脾臟的重量，提高機體的體液與細胞免疫。蛹蟲草的胞內、胞外多醣，均能顯著提高小鼠腹腔巨噬細胞

吞噬率和吞噬指數，其吞噬功能的增強代表著機體非特異性免疫的增強[132]。

▶對免疫器官的影響

　　張建軍等[86]報導，脾臟和胸腺是機體內的主要免疫器官。透過研究發現，蟲草多醣能夠增加這些器官的重量或者是延緩由於藥物的使用而引起的重量減輕。龔曉健等[87]研究了蟲草胞內多醣和胞外多醣對小鼠免疫功能的影響。結果顯示，兩者都能不同程度的增加脾臟和胸腺的重量。在使用劑量達到140 mg/kg小鼠體重時，增重效果達到顯著水準。

　　俞麗霞等[88]採用分級沉澱的方法對蟲草多醣進行分離。試驗結果顯示，各個多醣組分均可顯著增加脾臟與胸腺的重量，均可拮抗地塞米松（Dexamethasone）引起的對脾重和胸腺重量的減輕作用，抵抗地塞米松引起的免疫抑制。袁建國等[89]利用的蟲草多醣飼餵小鼠，結果發現它們能增加正常小鼠胸腺和脾臟的重量。研究還發現，其能顯著抑制環磷醯胺引起的胸腺重量減輕。樊慧婷等[90]報導，蛹蟲草及蟲草菌絲製劑可使小鼠免疫器官重量增加，胸腺皮質增厚，淋巴細胞增多，促進淋巴細胞增殖率，使損壞的胸腺孵育細胞（TNC）得到恢復。

▶對細胞免疫作用

　　張建軍等[86]報導，蟲草多醣能夠活化NK細胞、T細胞以及單核–巨噬細胞等特異性或者非特異性淋巴細胞，進而起到對機體的免疫保護作用。在機體內，巨噬細胞是免疫系統的一種重要免疫細胞，具有很

強的吞噬功能及抗原遞呈作用，對特異性免疫應答的誘導和調節具有關鍵作用。巨噬細胞通過釋放NO、IL-1、TNF-α等增加表面分子誘導細胞免疫，殺滅病原微生物。王米等[91]將蛹蟲草多醣加入到小鼠腹腔巨噬細胞的培養體系中進行研究。結果指出，蛹蟲草多醣能促進小鼠腹腔巨噬細胞產生NO、NOS和INOS以及TNF-α，從而增強巨噬細胞的功能。

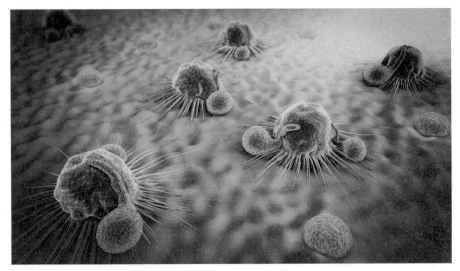

↑ 免疫細胞可清除異常細胞。

　　高青等[92]透過體內實驗研究發現，複方蛹蟲草顆粒可以使小鼠遲發型變態反應增強，單核巨噬細胞吞噬功能也被提高，具有增強免疫的作用。任健等[93]發現，人工蟲草多醣能顯著增加小鼠碳粒廓清指數K及吞噬指數α，增強氫化可的松（Hydrocortisone）誘導的免疫功能低下小鼠單核–巨噬細胞的吞噬功能。在遲發型變態反應試驗中，發現蟲草

多醣能顯著的增加小鼠耳腫脹度，顯示蟲草多醣可增強環磷醯胺誘導的免疫。俞麗霞等[88]通過研究發現，蟲草多醣的不同組分均可提高小鼠腹腔巨噬雞紅細胞的吞噬百分率和吞噬指數，增強單核-巨噬細胞的吞噬功能。

▶對體液免疫調節作用

劉民培等[94]用蟲草菌粉溶解灌胃小鼠後，發現血清免疫球蛋白M水準顯著提高，並可拮抗環磷醯胺的抑制作用，說明蟲草製劑能顯著增強B細胞介導的體液免疫功能。用蟲草菌絲體水提物處理受60Coγ射線損傷的小鼠模型，顯示蟲草菌絲體水提物可恢復60Coγ射線損傷的小鼠脾細胞產生抗體的能力和血清溶血素水準。

對肝臟疾病的作用

　　現代社會，人們無法有效的避免接觸損害肝臟的化學物質，比如黃麴毒素、藥物、含酒精飲料等。還有一些人因為個人的生活習慣，如長期抽菸、喝酒等，對肝臟都會對肝臟造成極大損害，使得現今肝臟疾病患者急速增加。蛹蟲草可以有效的加強肝臟對化學毒物的抵抗力，預防和理療多種肝臟疾病。

▶對脂肪肝的防治作用

　　脂肪肝（Fatty Liver）是指由於各種原因引起肝細胞內脂肪堆積過多的病變，是一種常見的肝臟病理改變，而非一種獨立的疾病。脂肪性肝病嚴重威脅人體健康，成為僅次於病毒性肝炎的第二大肝病，發病率不斷升高，且發病年齡日趨年輕化。

　　正常人肝組織中含有少量的脂肪，如三酸甘油酯、磷脂、糖脂和膽固醇等，其重量約為肝重量的3～5%。如果肝內脂肪蓄積太多，超過肝重量

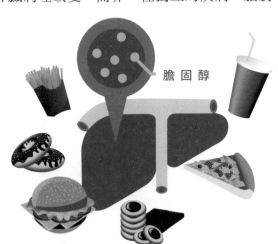

膽固醇

↑ 脂肪肝的形成與攝取糖、澱粉、酒精及過多熱量有密不可分的關係。

的5%，或在組織學上，肝細胞50%以上有脂肪變性時，就可稱為脂肪肝。脂肪肝一般分為酒精性脂肪肝和非酒精性脂肪肝兩大類。

▶對酒精性脂肪肝的作用

王霆等[95]對40隻大鼠進行正常對照組、模型組、飲食治療組和蟲草菌絲治療組實驗。檢測血清天門冬氨酸氨基轉移酶（AST）、丙氨酸氨基轉移酶（ALT）、總膽固醇（TC）、三酸甘油酯（TG）。同時行肝臟病理組織學檢查。結果顯示，蟲草菌絲治療組大鼠血清AST、ALT、TC、TG明顯低於模型組。蟲草菌絲組大鼠肝細胞脂肪變及炎症明顯改善。明顯指出，蟲草菌絲對酒精性脂肪肝有治療作用。

▶對非酒精性脂肪肝的作用

近年來，隨著人們生活水準的提高，飲食結構和生活方式的改變，非酒精性脂肪肝的發病率逐年上升，且呈年輕化發展，是嚴重危害人類健康的常見文明病。

魯超等[96]報導，蟲草多醣能顯著降低非酒精性脂肪性肝炎（NASH）、大鼠血清ALT、AST、低密度脂蛋白膽固醇（LDL-C）、總膽固醇（TC）、游離脂肪酸（FFA）和肝勻漿三酸甘油酯（TG）水準，並顯著升高血清高密度酯蛋白膽固醇（HDL-C）。指出蟲草多醣可明顯減輕肝臟脂肪變性程度，並減輕炎症反應；顯著降低大鼠肝勻漿NO、MDA、TNF-α水準；顯著升高肝勻漿SOD含量，同時可升高血清瘦體素（leptin）、INS水準。給予大鼠蟲草多醣灌胃後，粒線體腫脹程度明顯減輕，結構較模型組清晰。

蟲草多醣對SD大鼠NASH的預防作用可能與其抗脂質過氧化，抑制

TNF-α產生，調節瘦體素、INS水準和對粒線體的保護作用有關。張新星等[97]通過高脂飲食，建立大鼠非酒精性脂肪性肝病（NAFLD）的模型，對其以蟲草菌絲干預，發現蟲草菌絲組大鼠肝組織有廣泛細胞脂肪變化，炎性細胞浸潤，可見灶性及點狀壞死，未見纖維組織增生。

蟲草菌絲組大鼠肝組織超氧化物歧化酶（SOD）含量增高，且肝細胞凋亡明顯減少，說明蟲草菌絲可以透過增加超氧化物歧化酶活性，減少活性氧生成來調節氧化和抗氧化之間的平衡，減少了肝細胞的凋亡，從而在一定程度上具有保護肝臟功能的作用，對延緩或阻止脂肪肝病變的進展具有一定的作用。

▶對肝硬化防治作用

肝硬化是臨床常見的慢性進行性肝病，由一種或多種病因長期或反覆作用形成的瀰漫性肝損害。以中國為例，大多數為肝炎後肝硬化，少部分為酒精性肝硬化和血吸蟲性肝硬化。病理組織學上有廣泛的肝細胞壞死，殘存肝細胞結節性再生，結締組織增生與纖維隔形成，導致肝小葉結構破壞和假小葉形成，肝臟逐漸變形、變硬而發展為肝硬化。

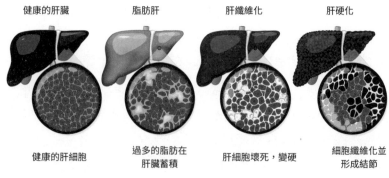

↑肝病變的過程。

朱劍亮等[98]對肝硬化患者進行臨床對照試驗結果表明，桃仁提取液合人工蟲草菌絲對肝炎後肝硬化異常的免疫機能具有良好的調節作用。經治療後能提高患者淋巴細胞轉化率，周圍血中CD3+與CD4+百分率，NK細胞活性以及血清補體C3、C4水準，降低血清中IgG、IgA、SSIgA含量，並能促進血中CIC的清除。

　　王憲波等[99]研究表明，蟲草菌絲提取物既能顯著抑制二甲基亞硝胺大鼠肝硬化的形成，也可有效促進已成型的DMN大鼠肝硬化的逆轉。蟲草菌絲在大鼠肝硬化治療中具有明顯的效果，可能與抑制TGF-β1和VEGF表達有關。邱德凱等[100]用脂質體包埋冬蟲夏草多醣（CP）治療肝硬化，服用CP脂質體（CP1）3個月後，肝硬化患者的外周血CD4+/CD8+比值，NK活性以及經由PHA-P誘導的PBLMIL-2R表達，IL-2和IFN-γ生成，均較治療前顯著升高，而血清SIL-2R水準則顯著下降。同時，肝功能亦有明顯改善。因而證實了，冬蟲夏草多醣脂質體對T細胞免疫的調節作用，以及其對肝硬化的療效。

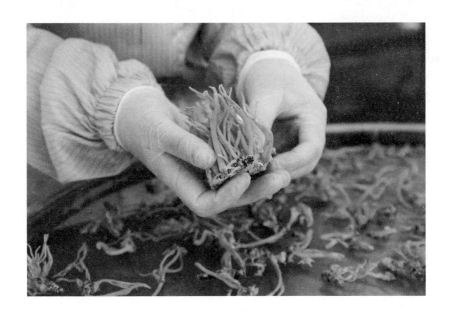

▶對肝硬化門靜脈高壓的治療作用

門靜脈高壓主要由各種肝硬化引起，絕大多數是由肝炎後肝硬化所致。王憲波等[101]報導，冬蟲夏草菌絲提取物（CME）對二甲基亞硝胺（DMN）致大鼠肝硬化門靜脈高壓，具有良好的干預和治療作用。CME抗肝竇壁損傷，保護肝竇內皮細胞，抑制肝星狀細胞活化，抑制肝竇毛細血管化形成與促進其逆轉，是其效應的組織學基礎。

▶防治肝纖維化作用

肝纖維化（Fibrosis of Liver）是多種原因引起的慢性肝損害所致的病理改變，表現為肝內細胞外間質成分過度異常沉積，並影響肝臟的功能，是慢性肝病發展到肝硬化必經的階段。現今認為，肝纖維化尚有逆轉至正常的可能，而肝硬化則為不可逆。

張榮華等[102]通過蟲草菌絲體抗肝纖維化實驗。研究發現，人工蟲草菌絲體組肝細胞損害，肝臟脂肪變性，炎性細胞浸潤程度均較模型組輕。再生肝細胞較多，有假小葉形成，對肝功能、肝纖維化指標也有明顯改善。結果指出，蟲草菌絲體對肝臟CCl4損傷有一定的保護作用，有較強促進肝細胞再生的修復作用。劉玉侃等[103]給予大鼠蟲草菌絲灌胃，試驗蟲草菌絲對慢性肝炎纖維化的抑制作用。研究表明，蟲草菌絲能夠抑制慢性肝炎纖維化的形成，延緩向肝硬化的發展，並顯著改善肝功能。孫保木等[104]研究表明，蟲草菌絲提取物有良好的抗肝脂肪變性與脂肪性肝纖維化作用，其作用機制與減少肝脂肪質過氧化，抑制肝性狀細胞活化有關。靖大道等[105]的研究表明，蟲草多醣可抑制大鼠ITO細胞的增殖和膠原合成，下調Ⅰ、Ⅲ型前膠原MRNA表達，並呈劑量和時間依賴性，顯示蟲草多醣對ITO細胞增殖和膠原合成

的抑制，可能是其體內抗肝纖維化作用的主要途徑。

▶對B型肝炎的治療作用

B型肝炎是由B型肝炎病毒（HBV）感染引起的以肝臟炎性病變為主，並會引起多器官損害的一種傳染病。近年來，B型肝炎發病率呈明顯增長趨勢。據世界衛生報導，全球約20億人曾感染過HBV，每年約有100萬人死於HBV感染所致的肝衰竭、肝硬化和原發性肝細胞癌等。

吳友良等[106]研究表明，慢性B型肝炎的患者經冬蟲夏草治療後，HbeAg有較高的陰轉率，ALT、AST等肝功能指標明顯改善，乏力、納差等症狀皆有好轉，患者外周血中的CD3$^+$、CD4$^+$、CD4$^+$/CD8$^+$均明顯提高。若發生肝硬化，經一定療程冬蟲夏草治療後，硬化症狀減輕，肝纖維化可得到有效控制和減輕。曹正雨[107]研究表明，蟲草製劑聯合拉米夫定能快速有效抑制慢性B型肝炎患者的病毒複製，使HBV/DNA水準下降，提高ALT複常率，顯著改善肝功能、肝纖維化等指標。

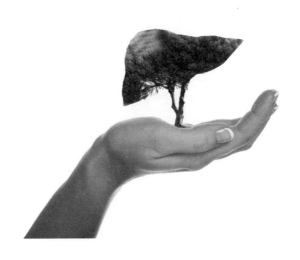

▶對肝癌的作用

盧群等[108]發現，蟲草素能夠通過提高促凋亡基因P53表達，降低抗凋亡基因Bcl-2表達，顯著抑制肝癌Bel-7402細胞增殖並促進凋亡。腫瘤壞死因數相關性凋亡誘導配體（TNF-Related Apoptosis-Inducing Ligand, TRAIL）能夠選擇性的啟動腫瘤細胞凋亡信號轉導途徑，引起腫瘤細胞凋亡，而對正常細胞沒有影響。陳煒等[109]也表明，蟲草素可以明顯抑制肝癌細胞的增殖，促使其凋亡。

▶對肝臟的保護作用

蟲草多醣對肝臟有保護作用，主要包括保護化學性肝損傷、免疫性肝損傷及肝纖維化等。多數學者認為，蟲草多醣對肝臟的保護作用主要是透過抗脂質過氧化，改善人體細胞和體液免疫功能，以及增強肝細胞的吞噬能力。陸豔豔等[110]研究表明，人工蟲草不同部位多醣及固體培養殘基多醣能顯著抑制CCL4引起的小鼠血清丙氨酸氨基轉移酶（ALT）、門冬氨酸氨基轉移酶（AST）活性及肝臟丙二醛（MDA）含量的升高，以及肝臟SOD含量的降低，並能顯著減輕CCL4引起的肝小葉內的灶性壞死。

蟲草子實體多醣、菌絲體和固體培養殘基多醣對小鼠化學性肝損傷具有保護作用[111]，表示人工蟲草子實體多醣效果最優，其次為菌絲體多醣，再次為固體培養殘基多醣。

對腎臟疾病的作用

　　近年來，由於生活節奏非常快，人們壓力也非常大，再加上不健康的飲食和生活習慣，就會對腎臟的健康造成一定的影響。蛹蟲草及發酵菌絲體能夠保護腎臟，對腎炎、腎功能衰竭，藥物和缺血造成的腎損傷，均有防治作用[112]。除此之外，還能增加腎上腺素的分泌，具有較好的補腎壯陽效果。

▶對腎炎的治療作用

　　腎炎是以腎組織結構發生炎性改變為基本特徵，引起不同程度腎功能減退的腎臟疾病，是一種常見的腎病。

　　鐘清等[113]通過對慢性腎炎患者的臨床試驗，指出蟲草對慢性腎炎有較好的減少蛋白尿，以及保護腎功能的作用。許菲菲等[114]用蟲草菌絲治療急、慢性腎炎患者，結果顯示蟲草菌絲有較少尿蛋白及尿紅細胞作用，對治療慢性腎炎及腎衰有明顯療效。張芸等[115]用主要成分為發酵蟲草菌菌絲體乾粉的膠囊，對慢性腎小球腎炎蛋白尿的治療作用進行臨床驗證結果顯示，患者經過24週的治療之後，蛋白尿都有明顯的下降。這與ACEI類藥物苯那普利（Benazepril）干涉了腎素、血管緊張素原（RAS），患者的血壓得到較好的控制，以及和其本身的抗蛋白尿作用有關。顯示該款膠囊具有明顯的降蛋白尿的作用，可能與動物模型研究證實，冬蟲夏草具有抑制抗體與腎小球上皮細胞固有抗原原位結合，C3沉積明顯減少，抑制了啟動補體形成攻膜複合體，降低了

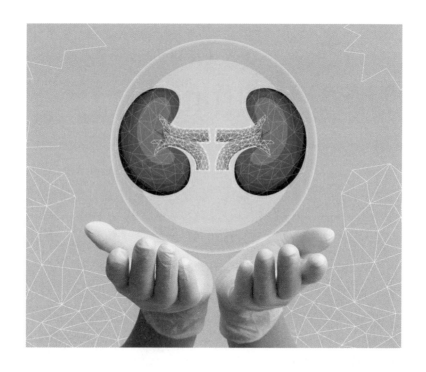

直接和間接對腎小球濾過屏障損傷作用，以及腎小球基膜負電荷障的保護作用有關，從而減少了慢性腎小球腎炎患者的蛋白尿。

▶對糖尿病腎病變的治療作用

糖尿病腎病變是糖尿病最常見的併發症，發病率亦呈上升趨勢，目前已成為終末期腎臟病的第二位原因，僅次於各種腎小球腎炎。引發該病的危險因素有腎血液動力學異常、糖化終產物形成、遺傳因素等。多項動物實驗表明蟲草及其製劑可通過改善腎臟血流動力學，抗腎臟組織非酶醣化，調節脂質代謝，下調腎組織轉化生長因數β，抑制腎小管上皮細胞分化，抑制細胞外基質增生等多方面發揮對糖尿病腎病治療作用。楊蓉[116]用發酵蟲草菌粉治療糖尿病腎病變（DKD）患者，結果顯示在糖尿病腎病變患者的治療中，應用發酵蟲草菌粉效果

顯著,可有效降低患者蛋白尿含量,有利於改善其腎功能狀況,進而提高其治療效果。

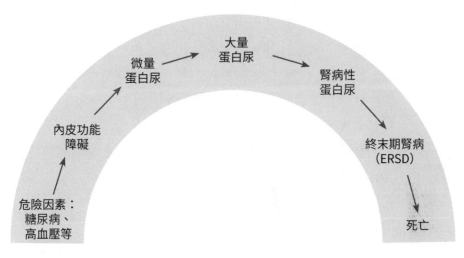

↑ 糖尿病腎臟損害的發展過程。

▶對腎功能衰竭的防治作用

腎功能衰竭其病因很多,急性腎衰竭的最典型病理改變,是急性腎小管壞死。慢性腎衰竭是由於腎單位受到疾病的破壞而減少,引起腎的排泄調節和內分泌代謝功能出現嚴重損害,而造成水與電解質、酸鹼平衡紊亂,和出現一系列症狀體徵以及併發症。腎功能衰竭通常是指慢性腎功能衰竭。

很多臨床研究顯示,蟲草可改善慢性腎衰竭症狀,穩定和保護腎功能,以及改善貧血,調整脂質代謝紊亂。劉強等[117]通過腎大部分切除術建立慢性腎功能衰竭模型,研究蟲草對殘餘腎組織和腎功能的影響。結果表明,蟲草能減輕蛋白尿,糾正胺基酸、蛋白質和脂質代謝

紊亂，抑制殘餘腎組織的腎小球硬化和腎小管–間質損傷的發展，具有延緩慢性腎功能衰竭大鼠腎功能減退的作用。

金周慧等[118]觀察蟲草菌絲在臨床上對慢性腎功能衰竭患者的治療效果顯示，蟲草菌絲能明顯降低血清肌酐、尿素氮水準，提高肌酐清除率，促進蛋白質的合成，糾正負氮平衡，升高慢性腎功能衰竭患者血漿白蛋白、血紅蛋白量和血細胞體積分數，能改善慢性腎功能衰竭患者的三酸甘油酯和降低血清膽固醇水準。侯阿澧等[119]報導蛹蟲草子實體，尤其是其多醣組分，能顯著降低慢性腎衰（CRF）大鼠血尿素氮、肌酐，明顯減輕腎臟的病理損害。蛹蟲草子實體及其多醣組分對延緩大鼠CRF有顯著作用。

▶對藥物腎毒性的防治作用

多種抗生素及一些抗排異藥的大量應用，能引起繼發性小管間質病變。其臨床表現為：最早症狀可為蛋白尿和管型尿，繼而可發生氮血症、腎功能減退。嚴重時，可能出現急性腎衰竭和尿毒症等。

王奇等[120]報導，蛹蟲草能減輕腎毒損害，並能促進腎臟細胞修復，對藥物導致的腎功能衰竭有明顯的保護作用，並能減輕腎小管的損傷，其保護機制可能是減輕腎小管溶酶體對腎小管的自體損傷，保護細胞膜酶，減少細胞過氧化脂質的產生，並促進腎小管上皮細胞DNA、RNA的合成。張秀芝等[121]報導，人工培養的蟲草對慶大黴素

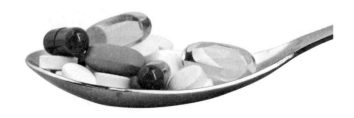

（Gentamicin）的腎毒性具有消除作用，其機制表現在對損傷的、壞死的腎小管細胞起修復作用，使其再生而起到療效。在細胞水準上進行研究，證實了蟲草成分單獨作用於腎小管上皮細胞時，可以顯著促進細胞增殖，並且還能改善由腎移植後的重要免疫抑制治療藥物——環孢素A（Cs A）作用下，小管上皮細胞週期被阻滯和增生受抑制的狀況，從而說明蟲草成分能拮抗慢性Cs A腎毒性。

▶補腎壯陽，抗疲勞作用

施英等[122]報導，蟲草能防止腎上腺和胸腺萎縮，使去勢雄性小鼠精囊腺和包皮腺增重，使正常雄性幼鼠包皮腺、睪丸腎上腺和體重增強，使正常雌性幼鼠子宮、腎上腺和體重增強，顯示有雄激素作用，使小鼠血漿皮質醇和醛固酮增多。謝芳一等[123]通過建立雄性去勢大鼠模型和氫化可的松（Hydrocortisone）致小鼠腎陽虛模型，觀察蟲草對去勢大鼠的副性器官、性激素水準的影響及抗疲勞作用。結果顯示，蟲草能顯著縮短大鼠陰莖勃起時間，增加大鼠包皮腺指數、精囊腺及前列腺指數，能顯著增加腎陽虛小鼠自主活動次數、負重游泳時間，顯示蟲草具有較好的補腎助陽和抗疲勞作用。

呂國楓等[124]給陽虛證小鼠和去勢大鼠定量飲用冬蟲夏草發酵液及冬蟲夏草製劑，結果發現，均能增加小鼠的雄性激素，改善小鼠的陽虛症狀，使陽虛小鼠的體重、自主活動次數增加，低溫游泳的存活時間明顯延長；使去勢大鼠的包皮腺、提肛肌、前列腺以及精囊生殖器官重量增加，陰莖勃起潛伏期縮短。顯示蟲草菌絲可明顯增加陽虛證小鼠的自主活動次數，對陽虛小鼠體內雄激素水準有提高作用，可增強機體生理功能，縮短腎虛大鼠陰莖勃起潛伏期，對腎虛大鼠生殖器官重量的恢復提高有促進作用。

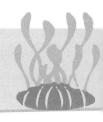

抗腫瘤作用

現在運用中藥治療腫瘤，愈來愈受到醫學界的重視。蛹蟲草中的含有多種活性成分如蟲草素、多醣、硒、噴司他丁（Pentostatin）等[125]都具有抗癌作用，在抗腫瘤方面，同樣發揮著其顯著作用。

▶蟲草素、多醣

劉潔等[126]研究表明，蛹蟲草對小鼠S180有明顯抑制作用，延長荷瘤小鼠壽命，可明顯抑制小鼠路易斯氏肺癌（Lewis Lung Carcinoma, LLC）原發灶生長和自發性肺部轉移。施英等[122]指出，從蟲草中提取

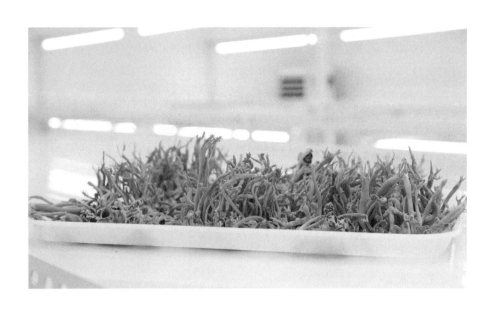

的蟲草多醣與蟲草水劑抗癌作用相似，對S180抑制率為28～30%，蟲草皮下注射抑制率為30～40%，腹腔注射抑制率為43%，但出現毒性反應。蟲草能增強環磷酰胺的抗癌作用，蟲草水劑還可增強6-疏基嘌呤的抗癌作用。蟲草水提物抑瘤率為67%，蟲草菌絲水提物抑瘤率為59～66。柴建萍等[80]報導蛹蟲草對人體黑色素瘤B16細胞、人體白血病HL-60細胞、人體紅血病K562細胞具有較好的抗腫瘤效果，而且蛹蟲草的作用優於冬蟲夏草。

孫豔等[127]通過對荷肝癌小鼠的實驗得出，人工蛹蟲草子實體可提高肝癌小鼠NK細胞活性和IL-2產生的能力，具有抑瘤作用。除直接作用外，還可使宿主特異性免疫功能增強而獲得明顯的免疫保護效應。

腺苷類系物蟲草素（Cordycepin）最早於1950年在蛹蟲草中被發現鑒定，具有抗菌、抗蟲及抗癌等生物活性。王征等[128]報導，經查閱國內外文獻指出蟲草素對白血病細胞、肺癌、肝癌、前列腺癌、子宮頸癌、結腸癌、睪丸間質瘤、膠質瘤及甲狀腺癌等多種腫瘤細胞生長增殖有抑制作用。

魏思亦等[129]研究蟲草素抗腫瘤作用的機制指出，蟲草素透過抑制嘌呤生物合成，DNA的生物合成，RNA的生物合成，誘導細胞凋亡，調控細胞週期等方面，完成抗腫瘤過程。桂仲爭等[130]指出，蛹蟲草主要有效成分蟲草素（3'-去氧腺苷）結構與腺苷相似，替代腺苷參與了細胞代謝過程，抑制mRNA腺嘌呤加尾，蟲草素5'-三磷酸連至mRNA3'端，因缺少3'-OH而導致了mRNA無法延伸，使得mRNA無法成熟，最終抑制腫瘤細胞的生長。

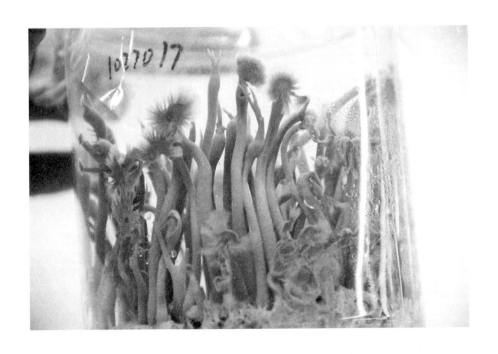

除此之外還報導，蛹蟲草多醣能選擇性的增加脾臟營養性血液量，能使脾臟品質明顯增加，脾臟中漿細胞明顯增多，具有一定的抗放射作用。蛹蟲草多醣還能提高血清的皮質酮含量，促進機體核酸及蛋白質的代謝，具有抑瘤作用。蛹蟲草對多種腫瘤均有良好的療效。

▶硒

硒被稱為微量元素的抗癌之王。尹導群等[131]發布文章報導，蟲草中硒含量低，經富硒培養將無機硒轉變為有機硒。有機硒多醣能抑制腫瘤細胞的生長和增殖，也能直接殺傷或殺死癌細胞，誘導細胞凋亡。硒蛋白多醣對荷瘤小鼠具有顯著的抑瘤作用，且提高了荷瘤小鼠的免疫功能，增強了機體的抗氧化能力。

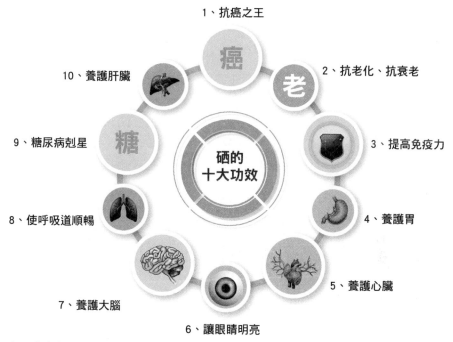

1、抗癌之王

2、抗老化、抗衰老

3、提高免疫力

4、養護胃

5、養護心臟

6、讓眼睛明亮

7、養護大腦

8、使呼吸道順暢

9、糖尿病剋星

10、養護肝臟

癌

老

糖

硒的
十大功效

↟ 硒的十大功效。

▶噴司他丁

　　噴司他丁（Pentostatin）最早於1974年在細菌中被鑒定，是腺苷脫胺酶的強抑制劑，1991年獲FDA批准，成為抗毛細胞白血病（Hairy Cell Leukemia）的商業藥物（Nipent）。2017年10月19日，《細胞》（Cell）期刊的子刊《細胞化學生物學》（Cell Chemical Biology）線上發表了中國科學院上海植物生理生態研究所王成樹研究組的最新研究成果：首次發現蛹蟲草能夠合成抗癌藥物——噴司他丁，為蛹蟲草的抗癌活性提供了分子證據。

抗氧化、抗衰老作用

在目前醫學界所公認的七大類抗衰老活性成分中,蟲草就涵蓋了五大類,分別是多醣、胺基酸、多肽(蛋白質)、核酸和維生素(另外兩類是黃酮和皂苷類)。蛹蟲草能減輕由於衰老引起的中樞兒茶酚胺水準下降,以及由此造成對人體生化過程的損害,並清除人體有害的自由基,從而起到延緩衰老、健康長壽的作用。

▶延緩衰老作用

萬朋等[71]報導蛹蟲草有抗衰老的功效。蛹蟲草能夠降低老齡大鼠體內自由基,延緩器官和整個機體衰老,能調控新陳代謝參與機體的衰老過程。蛹蟲草能參與核酸代謝,提高肝臟SOD活力。李曉磊等[133]通過試驗表明,在體積分數為70%的乙醇提取液中,蛹蟲草根部和蛹蟲草子實體的醇提物均具有抗氧化活性,都可清除DPPH自由基、羥自由基。貢成良等[134]透過經口給予老齡小鼠不同劑量的家蠶蛹蟲草實驗,結果顯示,小鼠心肌脂褐素含量明顯下降,肝臟SOD活力顯著提高,表明蛹蟲草具有抗氧化作用。

用不同劑量的家蠶蛹蟲草餵飼果蠅表明,雄、雌性果蠅平均壽命、最高壽命、半數死亡時間都有明顯延長,說明家蠶蛹蟲草有較好的延緩衰老作用。王琦等[135]透過實驗,針對蛹蟲草對老年大鼠自由基代謝的影響進行研究。結果表明,蛹蟲草能明顯提高老年大鼠體內的SOD含量,並增強CAT活性,降低老年大鼠體內的過氧化脂質(LPO)

含量和自由基水準，從而保護細胞免受O$_2^-$損害，延緩器官和整個機體的衰老。

▶促進記憶作用

蛹蟲草通過種種途徑增強了機體的抗氧化酶活性，減弱了脂質過氧化反應，有效清除過量的自由基，提高腦組織功能，進而表現出提高學習記憶能力的作用[136]。

萬朋等[71]報導，蛹蟲草治療老年性癡呆的有效率為57.14%，明顯優於維生素E。D-半乳糖可引起癡呆樣的行為及病理性改變，誘發動物的衰老，引起多器官系統功能的衰退。楊占軍等[136]使用D-半乳糖建立小鼠衰老模型，用蛹蟲草灌胃進行實驗性治療。結果顯示，小鼠記憶能力可不同程度的獲得恢復，表明蛹蟲草可改善由D-半乳糖所導致的學習、記憶障礙。高峰等[137]用蛹蟲草多肽對記憶障礙小鼠模型灌胃給藥，結果說明蛹蟲草多肽可以改善小鼠學習記憶能力。

馬素好等[138]透過實驗觀察蟲草多醣反覆腦缺血再灌注模型小鼠在蟲草多醣干預下，對學習記憶及腦組織SOD、丙二醛（MDA）的影響。結果表示，蟲草多醣對腦缺血再灌注損傷模型小鼠的學習記憶能力有一定改善作用，能夠提高腦內SOD活性，降低MDA含量，增強自由基的清除能力。

蔡昭林等[139]透過給小鼠灌胃蟲草素實驗，發現蟲草素能明顯提高小鼠的正確反應率，減少達標所需訓練次數，能顯著增加腦缺血小鼠海馬CA1區和CA3區錐體神經元數量，提高小鼠記憶力。推測蟲草素改善腦缺血小鼠學習記憶作用，可能與其促進海馬神經元的修復有關。楊占軍等[140]使用蛹蟲草粉溶液餵養小鼠，透過跳臺、避暗實驗檢測小鼠的學習記憶能力。結果表明，蛹蟲草可提高小鼠的學習記憶能力。

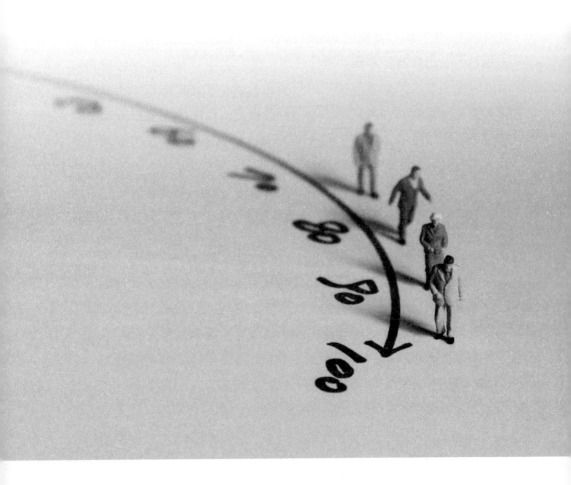

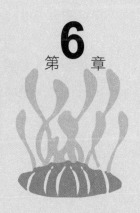

第6章

蛹蟲草在食品方面
的重要應用

　　蛹蟲草有著扶正固本，保護肝臟，提高身體抗病毒、抗
輻射能力，既能補肺陰、又可補腎陽，是唯一一味能同時平
衡、調節陰陽的中藥。而且，蛹蟲草作為中藥材與冬蟲夏草
有相似的功效，如降血糖、抗疲勞、抗氧化、對腦細胞的保
護作用和防癌作用。蛹蟲草中的蟲草素、蟲草酸含量比現今
市場上售出的冬蟲夏草含量要豐富得多。蛹蟲草已被證實是
冬蟲夏草的理想替代品，現今也已不同的產品型態面市，並
可融入日常膳食中，成為人體保健的生力軍。

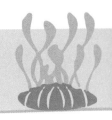

蛹蟲草的保健食品應用

早在2009年，中國已正式批准蛹蟲草為新資源食品，隨後市面上、開發商、研究人員等將蛹蟲草應用到保健品和功能飲料的研究逐漸增多，人們對蛹蟲草的需求也日益擴大。那麼，蛹蟲草在食用方面的應用，又是什麼樣的呢？

▶蛹蟲草的產品類型

目前市面上的產品大多都是以片劑、粉狀形態存在，功效主要是宣傳補虛壯陽，抗疲勞以及輔助抑制腫瘤等。片劑的產品以男性消費群體為主。粉狀的產品有茶包及煲湯用的湯底包等，女性消費群體占較大比例，反應良好，都說堅持長期食用，會有美容養顏、抗衰老、抗疲勞的效果。當然，還有其他一些產品將蛹蟲草與其他相得益彰的原料結合利用，更大化的突顯蛹蟲草的營養價值，如蛹蟲草酒、蟲草參茶及蟲草功能性飲料等。以下將會根據各類產品類型以及配比方式等，一一做介紹。

▶蛹蟲草酒

蛹蟲草酒是以白酒與蛹蟲草活性成分的完美結合體，讓飲酒者既能喝優級白酒、又可吸收蛹蟲草活性成分。蛹蟲草酒以優質醬香型白酒為基酒，採用優級蛹蟲草為原料，結合獨製祕方與獨創之現代「綠

色釀酒」工藝精心研製而成。該酒在保證蛹蟲草活性成分的含量基礎上，又保持了白酒的醬香突出、優雅細膩、酒體醇厚、回味悠長的精華要素，口感清甜甘冽。有調補氣血，延緩衰老，調理臟腑陰陽之偏等作用，長期適量飲用有益於身體健康。

▶蟲草參茶

蟲草參茶主要是將人參加上蛹蟲草及枸杞為基料，加之其他輔料合製而成，有配方茶還有養生茶。配方茶會參考古籍以及現代科學家的精密配比，讓草木的原始能量釋放。而養生茶則會以各種單一的原料進行合適配比，提高營養價值。

▶複合保健飲品

- 將山楂加入蛹蟲草液體發酵培養基中，篩選蛹蟲草優質菌株，發酵完成後，取發酵膠液調配，然後經過濾、均質、灌裝、滅

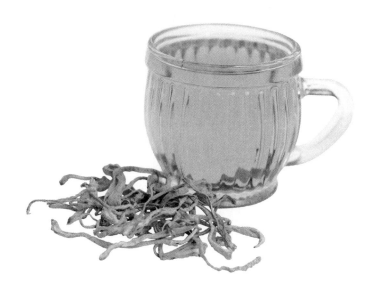

菌、冷卻製成成品。通過分析，最終確定最佳的工藝參數，從而製備出蛹蟲草山楂複合保健飲品。

- 蛹蟲草菌絲體浸提後與濃縮後的發酵液混合，並加入到熬煮好的八寶粥中，即是蛹蟲草八寶粥。

- 蛹蟲草菌絲體經過勻漿、過濾、靜置、分離後，與同樣方法處理得的枸杞汁混合調配，製得蛹蟲草枸杞天然保健飲品。

- 將花生粉碎過篩後，經浸泡、滅菌，接種蛹蟲草進行發酵，得到蛹蟲草花生，再將蛹蟲草花生經過烘炒、浸泡、磨漿、分離、調配、滅菌、灌裝和二次殺菌得到蟲草花生複合保健飲料。其最優參數為蛹蟲草花生加入量為35%，110℃烘炒13分鐘，料水比1：9，加糖量78g/L，可使花生乳清香濃郁並具有蟲草的香氣，質地均勻細膩，口感滑爽。

- 分別將霜桑葉和蛹蟲草子實體經過預處理、烘乾、粉碎、浸提和過濾得到的汁液，再進行調配、均質、滅菌、灌裝得到蟲草桑葉複合保健飲品。其最佳配方為每升飲料中，蛹蟲草子實體浸提50g（蛹蟲草子實體5g）、桑葉浸提液150g（桑葉20g）、木糖醇50g、檸檬酸0.9g、蜂蜜25g和黃原膠2g，得到的複合保健飲品湯色亮黃，具有蟲草和桑葉所特有的清香味，酸甜可口，口感綿爽。

　　自蛹蟲草逐漸受到大家關注後，人們也進一步深入開發相關的產品開發。這對民眾來說，無疑是創造了更多福利，因為既能達到保健功效，而且價格較低，是難得的滋補食品。

蛹蟲草在傳統食療中的應用

　　蛹蟲草如今已成為冬蟲夏草的替代保健品，與蟲草不同的是，它能人工培育。蛹蟲草的化學成分和保健功能與天然蟲草很相似，有平喘、止咳、降壓、抗癌、補腎、抗氧化、潤肌護膚美容等功效。以下將介紹幾種簡單易學的蛹蟲草食譜，在享受美食之際，同時也達到保健身體的功效！

▶蟲草花蒸雞

● 食材清單

　　土雞半隻、蟲草花適量、紅棗2個、青蔥2根、蒜1瓣、薑2片、糖1茶匙、玉米粉少許、米酒少許、鹽適量、醬油少許、食用油適量。

● 烹飪步驟

1. 準備所需材料。
2. 雞肉洗淨後剁成小塊，紅棗去籽切成絲，蟲草花洗淨。
3. 將蟲草花、紅棗加入剁好的雞肉中，再加入鹽、糖、醬油、米酒、玉米粉、食用油、薑和蒜。
4. 抓勻所有材料，醃5分鐘。
5. 將雞肉擺入盤中，上鍋蒸15分鐘。
6. 出鍋前，撒上蔥絲即可。

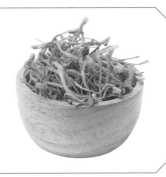

> **·小訣竅·**
>
> 　雞肉盡量剁小塊，基本上只要蒸15分鐘就熟了。如果雞肉剁較大塊，蒸的時間需要稍微加長一點。除此之外，剁小塊能讓雞肉更好入味，蒸的時間不需要太久，肉質保持鮮嫩，口味也較佳。

▶蛹蟲草排骨煲

• 食材清單

豬排骨500g、蛹蟲草適量、紅蘿蔔1根、冬瓜1塊、白蘿蔔半根、蒜1瓣、薑1小塊、米酒少許、鹽適量、雞晶粉適量。

• 烹飪步驟

1. 鍋中的水燒開之後，放入排骨、米酒汆燙3分鐘。撈起後，洗去排骨表面的浮沫，備用。
2. 將冬瓜挖成球，紅蘿蔔、白蘿蔔切塊，薑切片，蒜瓣對半切開。切除蛹蟲草根部，洗淨備用。
3. 燉鍋內加水，放入汆燙後的排骨和薑、蒜片，大火燒開。煮滾後轉小火，燉半個小時。
4. 放入白、紅蘿蔔、冬瓜、蛹蟲草，燉1小時以上。
5. 確定所有食材都燉爛後，放入鹽、雞晶粉調味即可。

▶蟲草花冬瓜湯

• 食材清單

冬瓜適量、蟲草花適量、生薑適量、紅糖適量。

• 烹飪步驟

1. 冬瓜洗淨，不需要去皮，切成丁；薑切大片。
2. 湯鍋加水，放入切丁的冬瓜、洗淨的蟲草花、薑片。大火燒開後轉小火煮30分鐘。
3. 起鍋前，加紅糖調味即可。

▶蟲草花山藥大骨湯

• 食材清單

豬大骨500g、山藥1根、蟲草花10g、枸杞30粒、蔥薑適量、鹽適量。

• 烹飪步驟

1. 將豬大骨斬成大塊；蟲草花用涼水浸泡10分鐘；山藥去皮，切塊。
2. 豬大骨汆燙後洗去表面血沫，備用。
3. 鍋內加夠水，加入汆燙好的豬大骨，切好的山藥、薑片、蔥段。
4. 大火滾開後，加入浸泡的蟲草花和水。
5. 中小火燉1小時。起鍋前5分鐘加入枸杞，放少許鹽提味。

▶涼拌蟲草花

• 食材清單

蟲草花50g、小黃瓜半條、淡色醬油適量、醋適量、美極鮮味露適
量、糖適量、鹽適量、芥末醬適量。

• 烹飪步驟

1. 將蟲草花洗淨後，浸泡10分鐘。汆燙1分鐘後，迅速撈出放涼。
2. 小黃瓜切絲，備用。
3. 將放涼後的蟲草花與小黃瓜絲拌勻。
4. 準備一個小碗，放入適量芥末醬。（可以個人口味增減分量）
5. 加入適量的鮮味露、淡色醬油、醋、醣、鹽之後，攪拌均勻。
6. 將醬汁淋在拌好的蟲草花跟小黃瓜絲上即可。

▶香蔥蟲草花炒雞蛋

• 食材清單

雞蛋3顆、蟲草花適量、青蔥適量、鹽適量。

• 烹飪步驟

1. 備齊食材，蟲草花用冷水泡發；青蔥洗淨，切段。
2. 將雞蛋打散後，加入兩大匙清水，再攪打均勻。（加入清水可
   以使雞蛋口感嫩滑）
3. 鍋內燒開水，放入蟲草花汆燙30秒後，迅速撈出瀝乾。
4. 鍋內放多一點的油。油燒熱後，倒入雞液，攪散煎熟後撈出瀝

油備用。

5. 鍋內留少許油，放入青蔥爆香，加入雞蛋和蟲草花繼續翻炒。

6. 加適量鹽調味後，即可出鍋。

▶蛹蟲草玉米排骨湯

• 食材清單

豬排骨500g、甜玉米1根、蛹蟲草15g、芡實20g、枸杞20個、紅棗6個、鹽適量。

• 烹飪步驟

1. 排骨滾水汆燙，撈出後將表面血沫沖洗乾淨，備用。

2. 蛹蟲草、芡實、紅棗、枸杞分別清洗乾淨，甜玉米切段。

3. 除了枸杞和甜玉米之外，將其他材料全放入湯鍋，加入8碗清水，大火煮開後，轉小火煲1.5個小時。

4. 放入玉米和枸杞，繼續煲半個小時，出鍋前放鹽調味即可。

小訣竅

煲過湯的蟲草不要丟棄，仍可食用。婦女產後、肝炎患者、脾虛者忌食，適合心血管疾病、癌症患者。

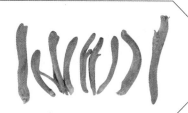

▶蛹蟲草煲土雞

•食材清單

土雞600g、蛹蟲草50g、北芪50g、紅棗30g、薑適量、陳皮適量、鹽適量。

•烹飪步驟

1. 蛹蟲草用開水泡洗後，瀝乾備用。紅棗、陳皮、北芪用冷水泡洗乾淨。
2. 去雞皮，將土雞切成適量大小塊。
3. 雞肉、薑片冷水入鍋汆燙後洗淨、瀝乾。
4. 煲鍋中放適量開水，加入所有備好的材料，煲約2個小時左右。
5. 起鍋前，加鹽調味即可。

小訣竅

雞肉涼水下鍋汆燙能更容易去掉髒物，血水等，煲湯味道更香！為了健康，湯不油膩，因此去掉雞皮。

▶蟲草花蒸排骨

•食材清單

排骨500g、蟲草花適量、鹽適量、醬油1湯匙、玉米粉少許、雞晶粉少許。

- 烹飪步驟

  1. 排骨用冷水浸泡洗淨，撈起瀝乾水分。

  2. 蟲草花浸泡片刻，洗淨瀝乾水分。

  3. 排骨放入較大的盆中，加入鹽、雞晶粉、玉米粉，倒進醬油，
     加上少許食用油，攪拌均勻。

  4. 放入洗淨的蟲草花，攪拌均勻後醃10分鐘。

  5. 將醃好、拌勻的排骨裝入蒸盤。

  6. 電鍋煮飯時，可放在電鍋隔層內蒸熟。飯煮好後，排骨也蒸熟
     了。或者，蒸鍋隔水，以大火蒸20分鐘。

  7. 取出排骨，用湯匙拌勻湯汁即可。

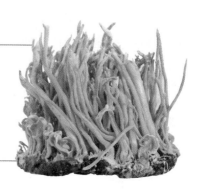

小訣竅

　　蟲草花蒸排骨和平時醬蒸排骨的配料有所不同。加了蟲草花，就不用其他調味較重的醬料，用少許醬油提鮮上色就可以了。

▶肉絲蟲草花炒韭苔

- 食材清單

  豬肉絲300g、韭苔一把、蟲草花適量、米酒適量、淡色醬油適
  量、玉米粉適量、薑2片、雞晶粉適量、鹽適量。

● **烹飪步驟**

1. 蟲草花用冷水浸泡，泡軟即可撈出瀝乾水分。

2. 韭苔洗淨、切段；薑片切絲。

3. 肉絲用米酒、鹽和玉米粉拌勻。鍋燒熱後放入適量油，肉絲下鍋滑散後盛出，備用。

4. 鍋中再加少許油，先放入蟲草花翻炒，再放入韭苔，加鹽和醬油後炒勻。

5. 放入肉絲，加雞晶粉後炒勻即可出鍋。

　　蛹蟲草性質平和，不寒不燥，大多數人都可以放心食用。蛹蟲草含有豐富的蛋白質、胺基酸以及蟲草素、甘露醇、SOD、多醣類等成分，能夠綜合調理人體內環境，增強體內巨噬細胞的功能，增強和調節人體免疫功能，提高人體抗病能力有一定的作用。

　　以上10個食譜選用生活中常見的食材，加上簡單易學的烹飪步驟，讓蟲草中各種營養能從日常飲食中方便攝取。「民以食為天」，從飲食中補給人體所需營養，無疑是明智的做法。

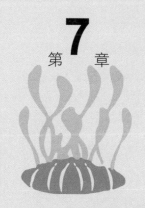

第 **7** 章

蛹蟲草的Q&A

（1）北蟲草食用前，是否要清洗？

　　新採收的新鮮北蟲草或儲存的乾北蟲草，從生產到採收，全程都是在乾淨的環境中完成，特別是新鮮的北蟲草，是在無菌條件下栽培生長，所以不必用水清洗，可直接烹調或泡茶、泡酒或作它用即可。

（2）蒸、煮、泡茶後出現的顏色是天然的，還是人工色素？

　　北蟲草蒸、煮、泡茶後出現的顏色為天然的光合色素，它是北蟲草的一種次生代謝物質——類胡蘿蔔素。它以β-胡蘿蔔素（β-Carotene）和酸性類胡蘿蔔素的形態存在於蟲草菌絲體及其子實體內，又是維生素A的前體，在人的腸黏膜中會轉變成維生素A，維持上皮組織的正常機能，促進生長發育。野生冬蟲夏草幾乎不含維生素A及β-胡蘿蔔素。

（3）北蟲草怎麼食用更有效？

　　北蟲草味甘平，齒頰留香，最適合燉（煲）湯食用。滋補品講究食療週期，如果想增強抗病能力，預防感冒，靚澤皮膚，連服一個月為一個週期，通常每月10次為佳。而患病者則宜採取食療調節法或遵循醫囑，若症狀減輕或消失，則改食保健調法，以達固本培元，標本兼治之效。

（4）北蟲草的食用方法？

　　民間使用北蟲草的歷史悠久，使用方法有北蟲草燉雞或者老鴨，煲豬蹄，泡白酒，泡茶，蟲草粉末蒸蛋，或粉末直接以溫開水送服或用水清蒸等，對滋補強身和增強人體抵抗力有明顯的作用。

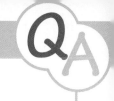

（5）每天應服多少量的蟲草最適宜？

據《中國藥用真菌學》介紹，常食用蟲草能促進消化，調節免疫功能，增強人體對多種疾病的抵抗力。蟲草有野生冬蟲夏草、人工北冬蟲夏草子實體（草體）和人工發酵菌絲體之分。作為保健用量：野生冬蟲夏草一般每人每日5克，人工北冬蟲夏草子實體為每人每日1～2克，菌絲體為每人每日6克。若因疾病須治療或調理，野生冬蟲夏草用量每日一般為10～30克，人工北冬蟲夏草子實體為3～15克，菌絲體為20～30克。因為蟲草中主要成分是蟲草素、蟲草多醣、蟲草酸和超氧化物歧化酶（SOD），根據檢測數據，三種蟲草的有效成分排序是：人工北冬蟲夏草子實體、人工發酵菌絲體和野生冬蟲夏草。

（6）高血壓、高血脂、糖尿病患者能否服用？

上述患者都可以服用，因為北蟲草對高血壓、高血脂、糖尿病皆有輔助治療作用。

（7）北蟲草食用後，剩餘的部分如何儲存？

北蟲草的鮮品，在冰箱的冷藏室（4～7℃）內可保存15天左右。乾品適宜保存在乾燥、低濕條件下，要避免陽光直射，常溫一般可保存兩年左右，冰箱冷藏可以保存更長的時間。北蟲草食用後，剩餘部分可參照上述方法儲存。

（8）能否長期服用，長期服用是否會有副作用？

　　北蟲草具有明顯的生物學效應，能增強人體免疫力及改善心血管功能，有補益強壯和延緩衰老作用，並有益於補肺益腎，潤肺止咳，久服輕身耐老，可及時對身體進行綜合調理。長期食用北蟲草可促進消化，增強人體對多種疾病的抵抗力，對肺、呼吸道、腎功能不健全者尤為合適。它能使呼吸器官功能正常化，活化胃腸功能，從而改善虛弱體質，增進滋補強壯。因此，長期服用北蟲草，有百利而無一害，無副作用。

（9）為何取名「北冬蟲夏草」，是否生長於北方？

　　北冬蟲夏草的開發利用最早源於中國吉林、遼寧等省，俗稱「蛹蟲草」，由於其藥用價值與冬蟲夏草相似，故文獻又記載為「北冬蟲夏草」。自1727年被國際學術界具署為蟲草屬的模式種以來，迄今將近三百年歷史了。中國河北、黑龍江、吉林、遼寧、安微、福建、廣西、陝西、雲南省等地，均能採集到野生的北冬蟲夏草。

（10）北蟲草是不是冬蟲夏草？

　　不是，北蟲草即蛹蟲草，又稱北冬蟲夏草，它與青海冬蟲夏草同屬於真菌門子囊菌亞門蟲草屬，但不同種。北蟲草雖不同於冬蟲夏草，但也不是什麼假冒偽劣產品。北蟲草是在已報導的350餘種蟲草菌中，唯一能大量形成蟲草素的。野生的北蟲草與傳統的冬蟲夏草一樣，在自然界中稀少，價格昂貴。現在市場出現的，大多為人工培育。

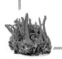

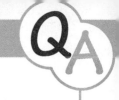

（11）什麼是北蟲草？它與野生的冬蟲夏草有何異同？

北蟲草在世界上廣泛分布，它能夠寄生在多種鱗翅目昆蟲的幼蟲及其蛹體上，在中國各地分布較廣，主要分布於剝蝕丘陵地帶、海拔50～400公尺之間，氣候屬於北溫帶、半濕潤大陸性氣候，每年只有林區在鬱閉、避風的地段，才能有北蟲草集中生長。

傳統野生的冬蟲夏草主產於中國青海、雲貴高原的橫斷山區及祁連山等海拔4500～5000公尺以上的高原灌叢或草甸地帶，寄生在凍土層中的蝙蝠蛾幼蟲體上。遺憾的是，對於這種名貴中藥材，至今未能實現有效的子實體（草體）人工培養及規模化生產。但是，國內外對已經成為誘發蟲草子實體的種類研究認為，北蟲草食用和藥用價值可與傳統的冬蟲夏草媲美，它不僅在藥效成分種類上與傳統野生冬蟲夏草相近外，而且是在已報導的350餘種蟲草菌中，唯一能大量形成蟲草素的。

北蟲草的部分藥用成分及營養成分高於傳統野生的冬蟲夏草，因此它同樣能滋補人體，而且能有效的抑制腫瘤和病毒，並具有多種藥理功能，是傳統野生冬蟲夏草的最理想代用品。但是，野生的北蟲草與傳統的冬蟲夏草一樣，在自然界中稀少，價格昂貴。因此人工培育具有自然形態的北蟲草子實體，更有利於造福百姓。

（12）北蟲草對哪些人群最適宜？

北蟲草性味甘平，不燥不熱，不寒不涼。因此，老中青年齡男女，一年四季都適宜。

（13）哪些人不適宜單獨食用北蟲草？

　　兒童、食用真菌過敏者，為不適宜食用人群。陰虛火旺的人，最好不要單一大量、超量的泡水、煮水飲用，以免上火。可採用少量，常喝，循序漸進的方法食用較不上火，或採用燉品、煲湯等方法更好。可以和冷涼屬性的食物同食或配伍加工，如鴨蛋、鴨肉等，效果亦佳。

（14）食用北蟲草有什麼反應？

　　對於單純性肥胖症患者、黃褐斑患者，特別是伴有其他疾病症候群的患者，適量服用4～12小時後，即有大小便明顯增多的清理排泄反應。病愈嚴重，反應時間愈短。無腹痛、無疲勞感，屬一種正常的排毒現象，是清理血液，分解脂肪並排出體外的必然途徑，與傳統的腹瀉有本質上的區別。

（15）食用北蟲草後，為什麼大便特別臭並呈黑綠色？

　　中老年肥胖症、老年斑、黃褐斑或其他嚴重疾病患者，具有明顯的代謝異常現象，使大腸腸壁，特別是橫結腸、升結腸不能正常有效蠕動，排除便汙，使節腸壁留有一層久排不去的宿便。這些宿便經食用北蟲草3～7天內，會自動排出體外。由於宿便停留時間過長，幾年甚至幾十年，所以呈黑綠色，加上腸內菌群、分泌物異常，所以排泄物特別臭。

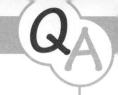

（16）食用北蟲草量大時，為什麼有的人會排稀便？

　　排稀便是一種大便排毒的清理現象，沒有普遍意義，只是在富貴病人群才有這種清理現象。富貴病人的主要表現是：肥胖、高血脂、高膽固醇、脂肪肝、高血壓或動脈硬化。這種清理現象是因為肝腎功能恢復正常以後，把淤積了幾年、幾十年的毒素化解、排除的正常反應。有的重病患者排便黑臭，肚子是不疼的，人不會有虛弱的感覺或輕度虛弱感覺。當毒素排除完畢，清理現象自行停止，一般需要5 ～10 天的時間，這是「富貴病」人求之不得的。

（17）人工培植的北蟲草，為何能完全替代天然冬蟲夏草入藥進補？

　　人工北蟲草與天然冬蟲夏草的食用效果是一樣的。人工培植而成的靈芝、人參、天麻等名貴藥材的功效，與天然生產的沒有多大差別，已被人們廣泛採用。人工培養的猴頭菇菌絲體與天然生長的猴頭菇具有相同防治胃病效果。對癌症有一定防治效果的靈芝孢子粉，都是人工方法培植後加工的。上述的例子都說明，人工培植的名貴藥材具有與天然野生名貴藥材相同的防治疾病、保健、滋補作用。

　　人工北冬蟲夏草與天然冬蟲夏草的食用效果，同樣也是如此。事實上，在一般情況下，特定的生物體有特定的生物化學反應，特定的生物化學反應才能產生特定的生物物質。就冬蟲夏草而言，各種營養成分只有通過冬蟲夏草菌的生物體吸收、合成的生物化學作用，才能同時形成蟲草素、蟲草酸和蟲草多醣等多種生物活性物質，其他生物方法或人工化學方法則無法同時達成。人工化學方法能夠合成其中的一種，而難以同時合成多種。

　　冬蟲夏草菌是一種生物反應器，不管使用什麼方法生產，其

合成的生物活性物質是一樣的。這些生物活性物質的保健和藥用價值相同。蟲草素、蟲草酸和蟲草多醣是冬蟲夏草菌特有的物質，是冬蟲夏草特殊功效的主要指標。而恰恰是這些指標，在人工環境優越條件下生長的北蟲草，含量可以比天然條件下生長的更高。人工培養的北蟲草的蛋白質、胺基酸、維生素等，含量均達到或超過天然冬蟲夏草的水準。雖然人工培養的北蟲草中的個別營養成分略低於天然冬蟲夏草水準，但這些營養成分依舊能通過研究加以提高。

經研究證明，人工培養的北蟲草醫藥臨床效果，與天然的冬蟲夏草相同，同樣能夠調節全身功能，提高免疫能力，增強巨噬細胞的吞噬功能，促進抗體的形成，主要有保肺益腎養肝，止咳平喘祛痰，潤膚防皺抗衰老，抗菌抗炎，鎮靜，擴張血管，降低血壓，降低血糖，抗疲勞，耐缺氧等作用。人工北蟲草主治：虛癆咳血、腰膝痠痛、陽痿遺精、神經衰弱、心悸失眠、盜汗、心率失常、食慾不振、鼻咽癌、肺氣腫、肺結核、氣管炎、哮喘症、肝炎、腎炎、腎虛、糖尿病、尿頻及放、化療後白血球細胞減少等症。

（18）為什麼有些人服用蟲草產品後，療效不明顯？

嚴格上來說，沒有包治百病的藥物。冬蟲夏草的主要作用是調節人體免疫力，從而提高人體抵抗多種疾病的能力。此外，以下情況也會影響冬蟲夏草的服用效果：①每個人的消化吸收功能各異，有些人脾臟功能不好，消化吸收差；②冬蟲夏草性溫和，不像西藥那樣見效快，症狀在短時間內就消失。中藥卻要服幾副，一個療程或幾個療程。因此，見效較緩慢；③冬蟲夏草療效是作用人體整個免疫系統而起效的，作用範圍很廣，所以相當緩

慢，起效需要累積作用。若服用量不足，時間不長，就會覺得沒有效果；④服用量偏少或沒有持續服用，沒有達到一定的血藥濃度，有效成分在人體內已被肝臟或其他器官吸收分解，通過尿液或汗腺排出了人體，因此療效沒能在體表中體現出來。

（19）蟲草產品，能給小孩服用嗎？

冬蟲夏草屬溫性平補品，含有豐富的蛋白質和18種胺基酸、維生素和微量元素等，青中老齡男女皆宜服用，特別適宜病後康復階段的病人服用。小孩服用冬蟲夏草能增強體質，使其在成長過程中，從冬蟲夏草中吸收一些其他食物中所沒有的營養成分，從而提高小孩的免疫能力，抵抗各種疾病的襲擊。不過，小孩若沒有生病，仍以不吃滋補品為佳。

（20）過量服用蟲草，對身體有害嗎？

無論服用何種食物或藥物，都存在量與度的問題，冬蟲夏草也不例外。野生冬蟲夏草每天用量不超過50克，一般不會對身體造成危害。如超劑量服用，人體既吸收不了，又造成經濟上的浪費。人工北蟲草子實體經中國科學院理化測試中心檢測，急性、亞急性試驗均無毒，並沒有不良反應，乃屬健康食品。至今為止，在服用冬蟲夏草產品過程中，還沒發現因服用過量而產生不適宜之說。雖然如此，在服用冬蟲夏草時，還應根據產品說明或在醫囑指導下服用，最好不要過量服用。

（21）無法保證每天服用蟲草，會影響療效嗎？

　　由於工作繁忙，或出差，或遺忘，無法堅持服用冬蟲夏草，在藥學上稱為「沒有保持血藥濃度」，即人體血液中冬蟲夏草有效成分未能得以持續，肯定會影響療效，在人體內得不到很好的發揮。

　　中醫理論認為，冬蟲夏草也屬真菌菇類，可入食入藥，服用冬蟲夏草也和其他中藥一樣，由於藥效比西藥來得緩慢，療程長。服用時，還講究時間性、劑量和療程。因此，無論是保健還是治療疾病都應堅持服用，保持體內血藥濃度，才能確保冬蟲夏草的療效。

（22）每天在什麼時間服用效果最佳？

　　根據中醫學原理，一般在用餐前後30～60分鐘服用的效果最好。因為此時胃中分泌的酶最活躍，加上胃的蠕動，在胃中緩慢消化，停留在胃腸內的時間相對長一些，這樣更有利於營養的吸收。所以，服用的時間對其效果有重要關係。在服用保健營養品時，應正確掌握服用時間。

（23）若有需要美容，應選擇什麼產品為好？

　　目前醫學界所公認的七大抗衰老活性物質，蟲草涵蓋了五大類，分別是多醣、胺基酸、多肽（蛋白質）、核酸和維生素（另外兩種是黃酮和皂苷類）。此外，蟲草還為人體提供種類齊全、數量充足的微量元素，促進延緩衰老激素的合成超氧化物歧化酶（SOD），對防輻射、防衰老起著重要作用。從美容效果來看，選用鮮蟲草與水果榨汁飲用效果最好，其次是蟲草燉食或泡水代茶頻飲。整體來說，蟲草是一種以內養外的美容佳品。

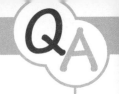

（24）蟲草產品為什麼對女性特別有效？

　　女性具有特殊的生理狀況。中醫學所重視的血瘀、疼痛，「不通則痛」，即血液無法流通處就會產生疼痛。瘀青是由於血液循環不好，而出現這種症狀，大多表現在皮膚上，瘀血表面呈現紫黑色斑，要是長時間停滯，還會出現肌肉緊繃狀態。經常服用蟲草，能改善血液循環，調理內分泌紊亂，對女性疾患，如痛經、月經不調、血色黑等有一定療效。同時，還能延緩女性更年期障礙等症狀。因此，蟲草產品是一種對女性特別有效的保健品和美容品。

（25）肝臟功能不好，能喝蟲草酒嗎？

　　蟲草對卡那黴素（Kanamycin）、慶大黴毒（Gentamicin）等抗生素所引起的腎臟損害有抑制作用，而且還能促進人體肝臟細胞DNA的合成。肝臟功能不正常的病人，不能喝蟲草浸泡的酒，因為酒內含乙醇成分，乙醇對肝臟損傷較大。因此，肝臟功能欠佳的病人，不宜喝蟲草酒，但可以泡水喝或用蟲草煨燉雞、鴨、鴿子、龜、鱉及其他食材，同樣可起到滋陰補虛作用。

（26）蟲草浸酒、浸泡的時間愈長愈好嗎？

　　用蟲草子實體浸泡酒，一般浸泡1～3個月即可，時間過長，其活性物質被氧化、分解。隨著時間的延長，不良微生物會愈發繁殖。所以，蟲草子實體浸泡酒的時間不宜太長，最好適時飲服。

感謝辭

　　「不積跬步，無以至千里。」本書能夠順利完成，也歸功於我們身後強大而又和諧的團隊，每位成員認真負責，積極進取，熱情提供幫助，使我們能夠很好的發揮和運用專業知識，並在本書籍中得以體現。從內容的選取、方案的論證到具體編寫和定稿，無一不是凝聚著我們的心血和汗水。我們真誠的希望嚴肅的科學態度，嚴謹的治學精神以及精益求精的做事風格可以感染每位成員，為他們在日後的道路發展中增磚添瓦，創造輝煌。

　　在此，我們特別謹向邵澤亮先生表示誠摯的敬意和謝忱。邵澤亮先生長期從事蛹蟲草的研發、種植工作，有豐富的工作經驗。邵澤亮先生在本書的編輯過程中，提供了眾多種植經驗，科研數據，使本書籍內容更加實用。

　　我們還要感謝周茹、李傑、洪啟皓、範玉娟、甘偉嘉、盧中萍的辛苦協助。正是有了他們的悉心幫忙和支持，才使得本書能順利完成，使得我們幾位作者的寫書的價值得以昇華。再次衷心感謝各位。

參考文獻

[1]　Chen X, Wu G, Huang Z J I J O B M. Structural analysis and antioxidant activities of polysaccharides from cultured Cordyceps militaris[J], 2013, 58(7): 18-22.

[2]　Li S-Z, Ren J-W, Fei J, et al. Cordycepin induces Bax-dependent apoptosis in colorectal cancer cells[J]. Molecular Medicine Reports, 2019, 19(2): 901-908.

[3]　Zhou Q, Zhang Z, Song L, et al. Cordyceps militaris fraction inhibits the invasion and metastasis of lung cancer cells through the protein kinase B/ glycogen synthase kinase 3 beta/beta-catenin signaling pathway[J]. Oncology Letters, 2018, 16(6): 6930-6939.

[4]　Shin J-S , Chung S-H , Lee W-S , et al . Immunostimulatory effects of cordycepin-enriched WIB- 801CE from Cordyceps militaris in splenocytes and cyclophosphamide-induced immunosuppressed mice[J]. Phytotherapy Research, 2018, 32(1): 132-139.

[5]　Kwon H-K, Jo W-R, Park H-J. Immune-enhancing activity of C-militaris fermented with Pediococcus pentosaceus (GRC-ON89A) in CY-induced immunosuppressed model[J]. Bmc Complementary and Alternative Medicine, 2018, 18.

[6]　Zhao H, Lai Q, Zhang J, et a l. Antioxidant and Hypoglycemic Effects of Acidic-Extractable Polysaccharides from Cordyceps militaris on Type 2 Diabetes Mice[J]. Oxidative Medicine and Cellular Longevity, 2018.

[7]　Uen W-C, Shi Y-C, Choong C-Y, et al. Cordycepin suppressed lipid accumulation via regulating AMPK activity and mitochondrial fusion in hepatocytes[J]. Journal of Food Biochemistry, 2018, 42(5).

[8]　HuT, Liang Y , Zhao G , et al. Selenium Biofortification and Antioxidant Activity in Cordyceps militar is Supplied with Selenate, Selenite, or Selenomethionine[J]. Biological Trace Element Research, 2019, 187(2): 553-561.

[9]　Xia Z, Wen-En Z, Liqiang H, et al. Carotenoids inhibit proliferation and regulate expression of peroxisome proliferators-activated receptor gamma (PPARγ) in K562 cancer cells[J], 2011, 512(1): 96-106.

[10] Sharoni Y, Linnewiel-Hermoni K, Khanin M, et al. Carotenoids and apocarotenoids in cellular signaling related to cancer: a review[J], 2012, 56(2): 259-269.

[11] Rao A, Ranga, Reddy R L, Raghunath, Baskaran V,., et al. Characterization of microalgal carotenoids by mass spectrometry and their bioavailability and antioxidant properties elucidated in rat model[J], 2010, 58(15): 8553.

[12] Feldman T, Yakovleva M, Lindstr m M, et al. eye adaptation to different light environments in two populations of Mysis relicta: a comparative study of carotenoids and retinoids [J], 2010, 30(4): 636-642.

[13] Dong J Z, Wang S H, Ai X R, et al. Composition and characterization of cordyxanthins from Cordyceps militaris fruit bodies[J], 2013, 5(3): 1450-1455.

[14] 陳策、圖力古爾，食品科學包J.・人工蛹蟲草的化學成分分析 [J]，2013，34(11): 36-40。

[15] 邱濤濤、黃明發、陳顏虹等. 玉米黃素提取及應用研究進展 [J]，2008，33(11): 18-23。

[16] 陳策・人工蛹蟲草的化學成分研究 [D]，吉林農業大學，2012。

[17] 劉珂、呂姜吳・人工蛹蟲草子實體化學成分研究 [D]，潘陽藥科大學，2002。

[18] Matsuda H, Akaki J, Nakamura S, et al. ApoptosisInducing Effects of Sterols from the Dried Powder of Cultured Mycelium of Cordyceps sinensis[J]. Chemical & Pharmaceutical Bulletin, 2009, 57(4): 411-414.

[19] Heng-Q iang Z, X iao W, Hong-Me i L, et al. Characterization of nucleosides and nucleobases in natural Cordyceps by HILIC-ESI/TOF/MS and HILIC-ESI/ MS[J], 2013, 18(8): 9755-9769.

[20] 薑泓。藥學學報劉J.・人工蛹蟲草子實體化學成分 [J], 2000, 35(9): 663-668.

[21] 張丙芳、臧益民、劉翠華等・差電點陣圖診斷心肌梗死的價值 [J]，心臟雜誌, 2000，12(1): 10-12。

[22] 徐紅娟、莫志宏、余佳文等・蟬花生物活性物質研究進展 [J]，中國藥業，2009，18(4): 19-21。

[23] Furuya, Hirotani, Matsuzawa. N6-(2-hydroxyethyl) adenosine, a biologically active compound from cultured

mycelia of Cordyceps and Isaria species[J]. Phytochemistry, 1983, 22(11): 2509-2512.

[24] 黃建忠、梁宗琦、劉愛英．粉被蟲草 (Cordyceps pruinosa Petch) 無性型對蘇雲金杆菌(Bacillus thuringiensis subsp.galleria Heimpel) 抗紫外輻射的保護效應 [J]．，西南農業學報，1992, (2)。

[25] 田新民、夏建光．腺苷鎮痛作用的應用研究進展 [J]．，實用醫技雜誌，2004，11(12): 1088-1089。

[26] 盧麗麗、舒特俊、陳劍清、吳祥甫、張耀洲．人工蛹蟲草中N6-（2-羥乙基）腺苷的分離純化及其對小鼠lewis肺癌細胞的增殖抑制作用的研究 [J]，2013。

[27] Oh J, Yoon D-H, Shrestha B, et al. Metabolomic profiling reveals enrichment of cordycepin in senescence process of Cordyceps militaris fruit bodies[J]. Journal of Microbiology, 2019, 57(1): 54-63.

[28] Yong T, Chen S, Xie Y, et al. Cordycepin, a Characteristic Bioactive Constituent in Cordyceps militaris, Ameliorates Hyperuricemia through URAT1 in Hyperuricemic Mice[J]. Frontiers in Microbiology, 2018, 9.

[29] Jin Y, Meng X, Qiu Z, et al. Anti-tumor and antimetastatic roles of cordycepin, one bioactive compound of Cordyceps militaris[J]. Saudi Journal of Biological Sciences, 2018, 25(5): 991-995.

[30] Tuli H S, Sharma A K, Sandhu S S, et al. Cordycepin: A bioactive metabolite with therapeutic potential[J], 2013, 93(23): 863-869.

[31] Cho S H, Kang I-C. The inhibitory effect of Cordycepin on the proliferation of cisplatin-resistant A549 lung cancer cells[J]. Biochemical and Biophysical Research Communications, 2018, 498(3): 431-436.

[32] Lei J, Wei Y, Song P, et al. Cordycepin inhibits LPS-induced acute lung injury by inhibiting inflammation and oxidativestress [J]. European Journal of Pharmacology, 2018, 818: 110-114.

[33] Liu X C, Zhu Z Y, Tang Y L, et al. Structural properties of polysaccharides from cultivated fruit bodies and mycelium of Cordyceps militaris[J], 2016, 142: 63-72.

[34] Wang L, Xu N, Zhang J, et al. Antihyperlipidemic and hepatoprotective activities of residue polysaccharide from Cordyceps militaris SU-12[J], 2015, 131: 355-362.

[35] Rao Y K, Fang S H, Wu W S, et al. Constituents isolated from Cordyceps militaris suppress enhanced inflammatory mediator's production and human cancer cell proliferation[J], 2010, 131(2): 363-367.

[36] Bi S, Jing Y, Zhou Q, et al. Structural elucidation and immunostimulatory activity of a new polysaccharide from Cordyceps militaris[J]. Food & Function, 2018, 9(1): 279-293.

[37] Lee J S, Kwon J S, Won D P, et al. Study on macrophage activation and structural characteristics of purified polysaccharide from the liquid culture broth of Cordyceps militaris[J]. Carbohydrate Polymers, 2010, 82(3): 982-988.

[38] Yu R, Yin Y, Yang W, et al. Structural elucidation and biological activity of a novel polysaccharide by alkaline extraction from cultured Cordyceps militaris[J]. Carbohydrate Polymers, 2009, 75(1): 166-171.

[39] Huang Z-F, Zhang M-L, Zhang S, et al. Structural characterization of polysaccharides from Cordyceps militaris and their hypolipidemic effects in high fat diet fed mice[J]. Rsc Advances, 2018, 8(71): 41012-41022.

[40] 燕心慧、齊秋月、汪世華等．蛹蟲草子實體活性成分的分離鑒定 [J]，2016，35(5): 605-610。

[41] Song M C, Yang H J, Jeong T S, et al. Heterocyclic Compounds from Chrysanthemum coronarium L. and Their Inhibitory Activity on hACAT-1, hACAT-2, and LDL-Oxidation[J], 2008, 31(5): 573.

[42] 邵穎、李文、食品工業科技 王 J．蛹擬青黴發酵菌絲體中蟲草酸的提取與測定 [J]，2012，(1): 262-264。

[43] 柴建萍、白興榮、雲南農業科技 謝 J．蛹蟲草主要有效成分及其藥理功效 [J] 2003，(4): 22-23。

[44] 李忻．蟲草酸發酵條件的優化及其降顱壓性能的研究 [D]. 2007。

[45] 薑泓、劉珂、孟舒等．人工蛹蟲草子實化學成分 [J]. 藥學學報，2000，35(5): 663-668.

[46] Dong J Z, Lei C, Ai X R, et al. Selenium Enrichment on Cordyceps militaris Link and Analysis on Its Main Active Components[J]. Applied Biochemistry and Biotechnology, 2012, 166(5): 1215-1224.

[47] 張小強、浦躍樸、尹立紅等．冬蟲夏草及人工蟲草菌絲體對超氧陰離子自由基和羥自由基清除作用的實驗研究 [J]，2003, 23(11): 773-775。

[48] Hu Z，Lee CI，Shah VK，et al. Cordycepin increases nonrapid eye movement sleep via adenosine receptors in rats 〔J〕. Evid Based Complement Alternat Med, 2013, 2013：840134.

[49] 陳敬民等‧蛹蟲草的鎮靜催眠作用。

[50] 劉潔等‧蠶蛹蟲草鎮靜及性激素作用的研究 [J]．，白求恩醫科大學學報，199420(1):14-16。

[51] 孫軍德等‧富硒蛹蟲草多糖對魚藤酮誘導傷害果蠅的保護功效。

[52] Cheng Z , HeW, ZhouX, e t al. Cordycepinprotectsagainstce- rebral ischemia/ reperfusion injury in vivo and in vitro〔J〕. Eur JPharmacol，2011，664(1-3)：20-28.

[53] 楊國平等‧北蟲草提取物影響冷應激大鼠腦組織 cAMP水準與 AC 活性的實驗研究 [J]．，解放軍藥學學報，2009，25(2)：110-113。

[54] Cheng YJ，Wei YX，Yang WL，et al. Cordycepin confersneuro- protection in mice models of intracerebral hemorrhage via sup- pressing NLRP3 inflammasome activation〔J〕. Metab Brain Dis，2017，32(4)：1133-1145.

[55] 顧欣霞等‧蟲草素的中樞神經系統作用及毒性研究進展。

[56] 李鋒‧冬蟲夏草心血管藥理作用研究概況，中醫藥研究，2002年4月第18卷第2期。

[57] 韓俊俠等‧冬蟲夏草治療心血管疾病的研究進展，河北醫科大學學報，第27卷第1期。

[58] 陳曉燕‧冬蟲夏草的藥理與臨床研究進展 中國醫導報，2009年2月第15卷第2期。

[59] 程學華等‧卡馬西平與冬蟲夏草聯合應用治療老年室性心律失常 [J]．，首都醫藥，1998，5(3):41-42。

[60] 沈劍等‧改良技術蟲草頭孢菌粉提取物對缺血性心律失常和心肌細胞動作電位的影響，中國現代應用藥學，2011年12月第28卷第12期。

[61] 李雪芹等‧冬蟲夏草對垂體後葉素所致大鼠缺血心肌的保護作用 [J]．，河北醫學，2004，26(12):934-935。

[62] 韓冰‧人工蟲草提取物對缺血心肌的保護作用及其機制時，珍國醫國藥，2007年18卷第3 期。

[63] 蔡久英等‧黃芪和冬蟲夏草對心臟病左心室舒張功能及血脂的影響 [J]．，中國中西醫結合急救雜誌，2002，9(3):174-175。

[64] 廖小曼等‧冬蟲夏草醇提物對心血管系統的藥理作用 [J]．，甘肅醫藥，1989，8(3):138- 141。

[65] 楊毅等‧人工冬蟲夏草抗疲勞、降血脂作用實驗研究[J]．山西中醫，2008，24(10)：46-48。

[66] 趙鵬等‧蛹蟲草菌絲體降血脂作用的動物試驗研究[J]．，中國食品衛生雜誌，2004，16(5)：434-436。

[67] 馬定遠‧冬蟲夏草及其菌絲體的藥理學研究進展，中藥材，2001，24(6):455。

[68] 徐雷雷‧蛹蟲草降血糖作用及其機制研究，中國藥理學通報，2011 Sep; 27(9)：1331 -2。

[69] 黃志江等‧人工蟲草多糖降血糖作用及其機制研究[J]．，中國藥科大學學報，2002，33(1) :51 -54。

[70] 胡占傑‧冬蟲夏草降血糖、降血壓、降血脂、抗氧化作用研究進展，中醫研究，2015年7月第28卷第7期。

[71] 萬朋等‧蛹蟲草化學成分及藥理作用研究進展，上海中醫藥雜誌，2015年第49卷第6期。

[72] 魏濤等‧冬蟲夏草菌絲體鎮咳、祛痰及抗菌 消炎作用的研究，食品科學，2002 年。

[73] 宋俠‧淺析蟲草在呼吸系統疾病治療中的臨床應用，2014年第3期。

[74] 錢皓瑜‧人工冬蟲夏草治療慢性阻塞性肺疾病的觀察，醫藥論壇雜誌，2004年6月第25卷第11期。

[75] 張仲儀‧冬蟲夏草治療肺間質病20例臨床分析。

[76] 鄭星宇‧單味冬蟲夏草防治56例老年患者反復呼吸道感染疾病臨床觀察。

[77] 肖琅等‧冬蟲夏草、百令膠囊輔助治療慢性肺心病呼吸衰竭的療效觀察。

[78] 金紅蘭等‧冬蟲夏草對小鼠生殖功能及睾丸形態影響的實驗觀察 [J]．，深圳中西醫結合雜誌，2006，16(5):289-292。

[79] 王洪軍等‧北蟲草提取物影響去勢大鼠附性腺與血清睾酮的實驗研究[J]．，解放軍藥學學報，2009，25(4)：323-325。

[80] 柴建萍等‧蛹蟲草主要有效成分及其藥理功效，雲南農業科技，2003年4期。

[81] 徐維蓉等‧北冬蟲夏草子實體對大鼠睾丸功能的影響[J]．，上海中醫藥大學學報，20015(4):50 -54。

[82] 吳雪晶等‧北蟲草與冬蟲夏草的藥用價值比較，浙江食用菌，2009年，第17卷第5期。

[83] 李瓊等‧冬蟲夏草及人工發酵蟲草的藥理作用及臨床應用。

[84] 王奇等‧蛹蟲草的生物學特性及抗衰老功效研究。

[85] 周建樹等．冬蟲夏草的化學成分及藥理功能研究進展。

[86] 張建軍．蟲草多糖結構及免疫功能研究進展。

[87] 龔曉健等．人工蟲草多糖對小鼠免疫功能的影響，中國藥科大學學報，Journal of China Pharmaceutical University 2000，31(1):53-55。

[88] 俞麗霞等．蟲草多糖不同組分的免疫活性研究，浙江中醫學院學報，2004-02-29。

[89] 袁建國、程顯好、侯永勤．冬蟲夏草多糖組分研究及藥理實驗食品與藥品，2005-01-20。

[90] 樊慧婷等．蛹蟲草化學成分及藥理作用研究進展，中國中藥雜誌，2013年8月第38卷第15期。

[91] 王米等．蛹蟲草多糖對小鼠腹腔巨噬細胞免疫功能的影響。

[92] 高青、龍軍、簡立信等．複方蛹蟲草顆粒對小鼠免疫功能以及脾淋巴細胞增殖的影響 [J].，中國實驗方劑學雜誌，2013，19(16): 259-263。

[93] 任健、張倩落、鄭莉．人工蟲草多糖對免疫低下小鼠免疫功能的影響[J] .，第四軍醫大學學報，2007，28(21):1967-1969。

[94] 劉民培等．人工蛹蟲草子實體對荷瘤小鼠免疫功能的影響 [J].，中國醫藥學報，1999，14(1): 25-27。

[95] 王霆等．蟲草菌絲對酒精性脂肪肝大鼠治療效果的研究。

[96] 魯超．蟲草多糖對非酒精性脂肪性肝炎的預防作用及部分機制研究[D].，合肥：安徽醫科大學，2005。

[97] 張新星．蟲草菌絲對非酒精性脂肪肝病大鼠肝細胞凋亡的作用及其相關機制。

[98] 朱劍亮等．桃仁提取液合人工蟲草菌絲對肝炎後肝硬化免疫機能異常的調節作用，中國中西醫結合雜誌，1992年。

[99] 王憲波等．蟲草菌絲提取物干預與治療二甲基亞硝胺誘導大鼠肝硬化的實驗研究[J].，中國中西醫結合雜誌，2008，28(7) : 617-622。

[100] 邱德凱等．冬蟲夏草多糖脂質體對肝炎後肝硬化患者T細胞免疫調節作用的研究[J].，中華消化雜誌，1995，15(5) : 265-268。

[101] 王憲波等．冬蟲夏草菌絲提取物降低二甲基亞硝胺大鼠肝硬化門靜脈高壓效應的組織學基礎[J].，中西醫結合學報，2008，6(11) : 1136-1144。

[102] 張榮華等．蟲草菌絲抗肝纖維化的實驗研究[J].，中西醫結合肝病雜誌，1999，9(6):23-25。

[103] 劉玉侃、沈薇、張霞．蟲草菌絲對實驗性肝纖維化的防治作用及其機制研究[J].，中國新藥與臨床雜誌，2004，23(3) : 139-143。

[104] 孫保木等．蟲草菌絲提取物抗脂肪性肝纖維化的作用。

[105] 靖大道、邱德凱、蕭樹東．蟲草多糖對大鼠Ito細胞增殖及膠原基因表達的影響[J].，肝臟，1999，4(4):215-216。

[106] 吳友良等．關於冬蟲夏草對乙型肝炎療效及對免疫性肝損傷保護作用的研究，常熟高專學報，2002-07-30。

[107] 曹正雨．蟲草製劑對慢性乙型肝炎肝纖維化療效的研究，江蘇醫藥，2010-12-15。

[108] 盧群等．蟲草素對人肝癌 Bel-7402 細胞抑制及作用機制的研究，中國藥理學通，2011-09-27 10:45。

[109] 陳煒、郭霞、杜光等．不同產地冬蟲夏草對四氯化碳所致肝損傷的保護作用 [J].，中國藥師，2015，(8):1277-1279。

[110] 陸豔豔等．人工蟲草多糖對小鼠 CCl 4 肝損傷的保護作用[J].，食品科學，2011，32(7) : 319-322。

[111] 張小強等．冬蟲夏草及蟲草菌絲體的藥理作用研究現狀。

[112] 陳耀章等．冬蟲夏草對心肝腎的保護作用研究，西部中醫藥，2016-04-15。

[113] 鐘清等．人工蟲草治療慢性肝炎的臨床觀察，廣東醫學，2002-12-30。

[114] 許菲菲．蟲草菌絲治療腎炎療效觀察，溫州醫學院學報，1992-09-30。

[115] 張芸等．冬蟲夏草製劑治療慢性腎小球腎炎蛋白尿，中國中西醫結合腎病雜誌，2002-03-20。

[116] 楊蓉．發酵蟲草菌粉治療糖尿病腎病患者的臨床效果研究，中國現代藥物應用，2019-02-10。

[117] 劉強等．蟲草影響慢性腎功能衰竭進展的實驗研究[J] .，中華腎病雜誌，1995，11(2):81-82。

[118] 金周慧等．蟲草菌絲延緩慢性腎功能衰竭進展的臨床研究，南京中醫藥大學學報，2004-06-20。

[119] 侯阿澧等．蛹蟲草治療腺嘌呤致大鼠慢性腎功能衰竭的研究[J].，時珍國醫國藥，2009，20 (5) : 1103-1105。

[120] 王奇等，蟲草的生物學特性及抗衰老功效研究。

[121] 張秀芝等，蛹蟲草馴化培養及防治慢性腎臟病的功效研究。

[122] 施英等，蛹蟲草藥理作用研究進展。

[123] 謝芳一等，雪峰蟲草補腎壯陽及抗疲勞作用的研究，湖南中醫雜誌，2017-07-28。

[124] 呂國楓等，冬蟲夏草製劑的補腎壯陽作用研究，中國運動醫學雜誌，2004-03-10。

[125] 胡學生等，北蟲草的化學成分及藥理作用，吉林中醫藥，2016年3月第36卷第3期。

[126] 劉潔等，蠶蛹蟲草的抗腫瘤及激素樣作用 [J] . ，中國中藥雜誌，1997，22(2):111 -113。

[127] 孫豔等，人工蛹蟲草子實體對荷肝癌小鼠的抑瘤作用及提高NK，IL-2活性的試驗研究[J] . ，中國藥業，2002，11(7)：39-40。

[128] 王征等，蟲草素抗腫瘤活性研究進展，中國藥學雜誌，2015年8月第50卷第16期。

[129] 魏思亦等，蟲草素抗腫瘤作用的機制研究，廣東化工，2018年第9期第45卷總第371期。

[130] 桂仲爭等，蛹蟲草的人工培育、有效成分及藥理作用研究進展。

[131] 尹導群等，蛹蟲草抗腫瘤活性物質研究。

[132] 王建芳等，蛹蟲草有效成分及藥理作用研究進展，楊春清中醫藥資訊，2005年第22卷第5期。

[133] 李曉磊、李丹、譚克，蛹蟲草子實體和蛹蟲草根醇提物抗氧化活性的對比 [J].，食品與發酵工業，2009，35(11): 125-127。

[134] 貢成良等，家蠶蛹蟲草的延緩衰老作用研究 [J] . ，蘇州大學學報（工科版），2005，25(2):24 -27。

[135] 王琦、韓曉龍，蛹蟲草對老年大鼠自由基謝影響的研究 [J].，遼寧師專學報，2002，4(4): 104-106。

[136] 楊占軍等，蛹蟲草對D -半乳糖模型鼠記憶能力的影響，食品科學，2010，Vol. 31, No. 11。

[137] 高峰等，蛹蟲草多肽提高小鼠學習記憶能力的作用及機制基礎醫學研究，中國繼續醫學教育，第9卷第2期。

[138] 馬素好等，蟲草多糖對反復腦缺血再灌注模型小鼠學習記憶及腦組 SOD、MDA的影響，中醫學報，2016年8月1日第8期第31卷，總第219期。

[139] 蔡昭林等，蟲草素改善腦缺血小鼠學習記憶及對海馬神經元數量的影響，華南師範大學學報（自然科學版），2012年8月第44卷第3期。

[140] 楊占軍等，蛹蟲草對小鼠學習記憶能力的影響，時珍國醫國藥，2010年第21卷第9期。

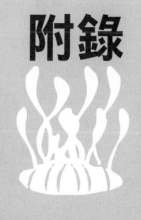

喬治・斯穆特博士
對於蛹蟲草生長的
研究課題報告

○○○○生物醫藥科技有限公司蠶蛹蛹蟲草人工培養研究計畫

計畫題目：LED光照對蠶蛹蛹蟲草生產二次代謝產物之影響

一、摘要

　　蛹蟲草（*Cordyceps militaris*）別名北冬蟲夏草，又稱蛹草、北方蟲草或北蟲草，為一種食藥用菇菌，含有許多生物活性成分，如蟲草素、蟲草酸、蟲草多醣、腺苷、超氧化物歧化酶（SOD）、硒等，其活性物質具有許多保健功效，如抗疲勞、抗腫瘤、抑制癌細胞、免疫調節、降血糖、降膽固醇、抗細菌及病毒等。

　　目前許多研究應用於蛹蟲草人工培養獲得極大的成功，而中國近年來也投入了大量的資金、人力及資源在培育技術的研發，不管在產業或是產品的開發上，都被視為明日之星。本計畫主要將蛹蟲草接種於蠶蛹中，進行蠶蛹蛹蟲草人工培育。探討培育過程以不同顏色光波長及不同照度之發光二極體（Light-Emitting Diodes, LED）照射，對蠶蛹蛹蟲草二次代謝產物之影響。

二、研究計畫之背景

　　冬蟲夏草（*Ophiocordyceps sinensis*）屬於一種珍貴的藥用蟲生真菌，顧名思義即為寄生昆蟲的真菌，廣泛分布在中國青藏高原及其周邊地區。冬蟲夏草含有許多生物活性成分，如蟲草素、蟲草酸、蟲草多醣、麥角甾醇、核苷及其他化合物，且具有抗腫瘤、免疫調節、降血脂、降血糖、抗氧化、抗病毒等活性（Guan-Ting Lin *et al.*, 2010）。現今中醫已廣泛應用在治療發炎、癌症、慢性腎臟疾病（CKD）、病後體虛、性功能障礙等疾病（Jin Xu *et al.*, 2016）。由於嚴苛的宿主專一性，特殊地理環境及條件，氣候變遷，人類過度採集等因素，導致野生冬蟲夏草產量急遽下降（Wenjing Wang *et al.*,）。

　　蛹蟲草（*Cordyceps militaris*）別名北冬蟲夏草，又稱蛹草、北方蟲草或北蟲草，為一種食藥用菇菌，含有許多生物活性成分，如蟲草素、蟲草酸、蟲草多醣、腺苷、超氧化物歧化酶（SOD）、硒等，其活性物質具有許多保健功效，如抗疲勞、抗腫瘤、抑制癌細胞、免疫調節、降血糖、降膽固醇、抗細菌及病毒等。其生物活性成分與冬蟲夏草極為相似，故可替代高寒地帶採集的天然冬蟲夏草。

三、蛹蟲草研究現況

　　學者及科學家們不斷研究如何將具有藥理療效之北蟲草子實體，藉由人工繁衍得到其珍貴的成分；1990年代初期有較為突破性的進展，系以米培養基進行培養得到子實體，而近年日本、南韓培養技術更是日益精進，日本田邊三菱製藥株式會社從國產蟲草開發純化具有治療多發性硬化症之藥物（Fingolimod, FTY720）行銷全球，這股風氣也吹進了北美，加拿大、美國開始研究如何培育北蟲草。

　　中國在這方面的研究是從20世紀80年代開始的，並且在蛹蟲草的生物活性、人工栽培方法、化學成分、藥理作用等方面做了大量的研究，取得相當豐碩的成果。蛹蟲草先後在柞蠶和桑蠶活蛹、家蠶、蓖麻蠶蛹以及樗蠶蛹為寄主在室內種植蛹蟲草成功（蔣等，1996；朱，1987）。透過不同的人工培育條件，提升蛹蟲草中的活性成分或子實體產量。如利用溫差的刺激，可誘發蛹蟲草子實體原基形成（冉等，2001）；蛹蟲草子座的色澤與光線強弱有關（陳等，1992）；光照的波長對菌絲體、腺苷及蟲草素的生成有顯著的影響，藍光組的蟲草素含量最高，而紅光組的腺苷及菌絲量最高（J. Z. Lin *et al.*, 2012）；另有研究使用白光、紅光、黃光、綠光、無照光等條件培育，發現以紅光的菌絲及蟲草素生成量達到最高（陳，2011）。以相同顏色的光照射所得的結論不盡相同，其原因可能為光的波長、強度、照射時間亦有不同的設定所致。

四、本研究技術優勢

（一）蛹蟲草將替代冬蟲夏草

冬蟲夏草的價格比蛹蟲草昂貴許多，最重要的是蛹蟲草可以人工大量培養，已有許多科學文獻證實，蛹蟲草具有很好的保健功效，未來蛹蟲草勢必會取代冬蟲夏草的藥材市場。

（二）新型藥物的發展性

蛹蟲草可同時合成蟲草素，以及抗癌藥物成分噴司他丁（Pentostatin, PTN）。PTN目前可用於慢性淋巴細胞白血病、非霍奇金淋巴瘤、皮膚T細胞淋巴瘤及毛細胞白血病，特別是對於干擾素不敏感的毛細胞白血病仍有明顯療效，目前成為該病的重要治療藥物。

（三）保健食品的發展性

現代生活工作節奏快，壓力提升，伴隨而來的是各種文明病。蟲草素具有抗菌、消炎、抗氧化、抗腫瘤、內分泌調節及增強免疫功能等作用，因此蛹蟲草將擁有強大的現實市場及潛在市場。

（四）蛹蟲草中活性成分含量的提升

利用四種不同波長（藍光、綠光、黃光、紅光）以及兩種不同強度（500、1000 lux）的光於培育過程中照射蠶蛹蟲草，並與白光做對照，找出最適合條件，以提高蠶蛹蟲草中活性成分的比例。

五、研究計畫之目的

　　利用不同顏色光波長及不同照度之LED照射，控制蠶蛹蛹蟲草的生長，並探討各條件下對蠶蛹蛹蟲草二次代謝產物產量之影響。

六、研究計畫之架構

```
┌─────────────────────────────────────────┐
│     蛹蟲草菌（Cordyceps militars）          │
└─────────────────────────────────────────┘
                    ↓
┌─────────────────────────────────────────┐
│          菌種培養，接種至蛹體                 │
└─────────────────────────────────────────┘
                    ↓
┌─────────────────────────────────────────┐
│ 第一階段：菌絲布滿（17±1℃，65±5%RH，避光培養3～5天） │
└─────────────────────────────────────────┘
                    ↓
┌─────────────────────────────────────────┐
│ 第二階段：菌絲體成熟（23±1℃，65±5%RH，避光培養5天） │
└─────────────────────────────────────────┘
                    ↓
```

第三階段：轉色開始（光照，溫差刺激10天）
（光照14小時，22±1℃）（黑暗10小時，12±1℃）

照度300 lux	照度600 lux
對照組：白光（傳統日光燈）	對照組：白光（傳統日光燈）
實驗組：LED藍光（440～450nm）	實驗組：LED藍光（440～450nm）
實驗組：LED綠光（510～520nm）	實驗組：LED綠光（510～520nm）
實驗組：LED黃光（580～590nm）	實驗組：LED黃光（580～590nm）
實驗組：LED紅光（650～660nm）	實驗組：LED紅光（650～660nm）

```
                    ↓
┌─────────────────────────────────────────┐
│ 第四階段：轉色完全後（光照24小時，22±1℃）        │
└─────────────────────────────────────────┘
                    ↓
┌─────────────────────────────────────────┐
│ 第五階段：產生小米狀突起（加強通風，22±1℃，80～85%RH） │
└─────────────────────────────────────────┘
                    ↓
┌─────────────────────────────────────────┐
│ 採收（長至7～8公分，頂端出現小刺，呈現橘黃或橘紅色棒狀） │
└─────────────────────────────────────────┘
                    ↓
┌─────────────────────────────────────────┐
│ 指標成分分析：蟲草素、蟲草酸、蟲草多醣、腺苷、SOD、硒   │
└─────────────────────────────────────────┘
```

七、研究方法及材料

（一）實驗菌種

蛹蟲草（*Cordyceps militaris*）

（二）菌種培養

1.菌種培養基準備

挑選優質、無病菌的馬鈴薯，經削皮、洗淨、切片、電子秤量200g，放在鋁鍋中加1升水燒煮。煮開後保溫20分鐘，再用6層紗布過濾，濾液中加入葡萄糖10g、蛋白腖10g、蛹蟲粉5g、瓊脂20g、磷酸二氫鉀5g、硫酸鎂3g、維生素B110mg、金銀花粉末20g，加水稀釋至1000 mL。分裝在玻璃試管中，塞好棉塞，放置高壓鍋中，在121℃下滅菌30分鐘。

2.接種

用接種鏟取米粒大小的母種，移植在新的試管斜面上。23℃恆溫培養。培養7天，備用。

（三）寄主

1.蛹體的選擇

蠶蛹經冷藏和旅途等原因，尚須細緻挑選。首先要挑除死蛹，死蛹污染程度高，栽培種內混入死蛹，長草必然失敗。再者，必須排除已發生蛾化的蛹體，否則接種菌種後，不但不能感染蛹體，而且幾天後化蛾，導致試驗失敗。所以，要挑選新鮮而飽滿的活蛹，才是菌絲體感染和生長的基本保證。

2.蛹體的消毒

（1）UV照射半小時。

（2）C60照射。

（3）75%酒精中浸泡兩分鐘。

（4）3%過氧化氫中浸泡兩分鐘。

（5）UV照射半小時，75%酒精中浸泡兩分鐘。每次蛹體
消毒後，放入肉湯平板，37℃過夜，觀察有無雜菌生
長。最後確定以UV30分鐘、75%酒精兩分鐘理化因素
複合處理為好。

3.蛹體的接種

在無菌條件下，在蠶蛹翼翅正後方與第三環節交叉口，注入
約0.1 mL菌種。

4.培養環境的調控

（1）第一階段

培養溫度17±1℃，相對濕度65±5%，以自然氣溫為
好，氣溫過高不宜使用空調，應以冰水調節為佳。冰
水既可降溫又能補濕，有利蛹草菌生長，避光培養3～
5天直到菌絲布滿。

（2）第二階段

提高培養溫度至23±1℃，相對濕度65±5%，避光培養5
天直到菌絲體成熟，預備轉色。

（3）第三階段

以光照及溫差（light 14小時、22±1℃ / dark 10小時、
12±1℃）刺激轉色，以傳統日光燈（白光）作為對照
組，實驗組分別使用不同波長（藍色、綠色、黃色、
紅色）及不同照度（500、1000 lux）的LED燈，直到

轉色完全。

（4）第四階段

轉色完全後，光照轉為24小時，培養溫度22±1℃。

（5）第五階段

產生小米粒狀突起，加強室內通風，培養溫度
22±1℃，相對濕度80～85%。

5.蛹蟲草生長過程

蛹體放入栽培種內，經2～3天，在蛹體上長出白色菌絲體，
培養7天後，蛹體上布滿白色菌絲體，並分泌橘黃色色素，
色素由淺入深，14天後轉為橘紅色，21天後在蛹體上長出
橘黃色子座原基。隨著原基的逐漸伸長，4週後出現橘黃色
子實體。子實體大多數圓柱狀，少數扁平狀，最高達8.5公
分。

6.蛹蟲草的採收

蛹蟲草經45天的培育，並採收子實體，測量其長度、粗細及
重量，並觀察其子實體之色澤。

（四）腺苷（adenosine）及蟲草素（cordycepin）的分析

1.樣品處理

將各乾燥發酵樣品稱取0.5g裝入10mL樣品瓶中，再加入
5mL、15%甲醇溶液，置入100℃烘箱中，萃取60分鐘。再
將萃取液分裝至1.5mL微量離心管中，以轉速14000×g，離
心10分鐘，收集上清液，以0.22μm濾膜進行過濾後，裝入新
的微量離心管中，以利後續HPLC分析。

2.儀器參考條件

HPLC分析條件，移動相（Mobile phase）為0.02 M KH2PO4:

MeOH（85:15（v/v）），樣品注入HPLC體積（Sample volume）為20μL，流速（Flow rate）控制在1.0 mL/min，UV 偵測器（Detector）偵測波長為254 nm，分析管柱為高效逆相層析柱LiChrospher® 100 RP-18e（5μm, Merck, Darmstadt, Germany）。移動相配製方法為以精密天平（AND GF-300）稱取2.7218 g KH2PO4溶於850mL去離子水完全溶解後，加入100%甲醇150mL於定量瓶（Taifong）中，以超音波震盪機（Ultrasonic cleaner）（DELTA® DC 600H）震盪10分鐘，再以0.22μm濾膜進行過濾。

3.標準曲線的製備

以高效能液相層析儀（HPLC）分析腺苷（adenosine）及蟲草素含量（Guan-Ting Lin et al., 2010），先製作腺苷及蟲草素標準曲線，將標準品以15%甲醇溶液（15mL 100% methanol, 85 mL H_2O）分別稀釋成100、200、300、400、500及600μg/mL，再以HPLC分析並繪製標準曲線。

（五）蟲草多醣的分析（紫外分光亮度計）

1.樣品處理

準確秤取樣品1g，置於100mL的離心瓶中，加15mL熱水（溫度>90℃）攪拌直至溶解，取此待測液15mL加75mL無水乙醇攪拌均勻，在離心機中以4000r/min離心10分鐘，並小心棄去上清液，再加15mL熱水（溫度>90℃）沖洗離心瓶中沉澱物，重複一次後再以4000r/min離心10分鐘，小心用吸管將上清液吸去。然後用熱水分次溶解沉澱並稀釋定容至250mL，過濾，棄去初濾液即為待測液。

2.標準曲線的製備

準確吸取葡萄糖標準液（0.1mg/mL）0、0.1、0.2、0.4、0.6、0.8、1.0mL於10mL具塞比色管中，加水至1.0mL，加入0.2%蒽酮硫酸溶液5mL充分混勻，在沸水浴中加熱10分鐘，取出在流水中冷卻20分鐘後，在620nm波長下，以試劑空白調零，測定各管的吸收值繪製標準曲線。

3.樣品測定

準確吸取樣品待測液1.0mL，按標準曲線繪製步驟於620nm波長下測定吸亮度值並求出樣品含糖量。

（六）超氧化物歧化酶（SOD）的分析（紫外分光亮度計）

1.試樣製備

準確秤取1g樣品與玻璃乳缽中，加入9.0mL蒸餾水研磨5分鐘，移入10mL離心管，用少量水沖洗乳缽，洗滌液併入離心管中，加水至刻度，4000r/min離心15分鐘，取上清液測定。

2.鄰苯三酚自氧化速率測定

在25℃左右，於10mL比色管中依次加入pH8.2 0.1mol/LTris-HCl緩衝溶液2.35mL，蒸餾水2.00mL，加入4.5mmol/L鄰苯三酚鹽酸溶液立即混合並傾入比色皿，分別測定在325nm波長條件下初始值禾1分鐘後的吸光值，兩者之差即為鄰苯三酚自氧化速率；分別加入一定量樣液和SOD酶液抑制鄰苯三酚自氧化速率測定。

計算：

$$SOD活力=\frac{（鄰苯三酚自氧化速率-樣液速率）*100\%*反應液總體積*稀釋倍數}{鄰苯三酚自氧化速率*50\%*所加酶和樣液的體積}$$

（七）硒的分析（原子螢光光譜儀）

1.樣品處理

秤取固體試樣0.5g，置於消化管中，加10mL硝酸、2mL過氧化氫，震搖混合均勻，於微波消解儀中消化。消解結束待冷卻後，將消化液轉入錐形燒瓶中，加幾粒玻璃珠，在電熱板上繼續加熱至近乾，切不可蒸乾。再加5mL鹽酸溶液（6mol/L），繼續加熱至溶液變為清亮無色並伴有白煙出現，冷卻，轉移至10mL容量瓶中，加入2.5mL鐵氰化鉀溶液（100g/L），用水定容，混勻待測。同時做試劑空白試驗。

2.儀器參考條件

負高壓340V，燈電流100 mA，原子化溫度800℃，爐高8mm，載氣流速500mL/min，遮罩氣流速1000mL/min，測量方式標準曲線法，讀數方式峰面積，延遲時間1s，讀數時間15s，加液時間8s，進樣體積2mL。

3.標準曲線的製作

以鹽酸溶液（5+95）為載流，硼氫化鈉鹼溶液（8g/L）為還原劑，連續用標準系列的零管進樣，待讀數穩定之後，將硒標準系列溶液按品質濃度由低到高的順序分別導入儀器，測定其螢光強度，以品質濃度為橫坐標，螢光強度為縱坐標，製作標準曲線。

（八）蟲草酸的分析（高效液相色譜儀）

1.樣品處理

準確秤取蟲草酸標準品，用甲醇定容，配製成品質濃度一定的標準溶液。秤取冬蟲夏草粉末0.506g，加水5mL，採用超聲波提取30分鐘，再靜置30分鐘後，將上清液以35 r/min 速

度離心15分鐘，定容至10mL。上機分析測定。

2.儀器條件

採用正向氨基色譜柱Agilent Zorbax NH2（250 mm×4.6 mm,5μm），以乙腈-水（78:22）為流動相，流速1.0mL· min~(-1)，柱溫30°C，示差折光檢驗器檢測（內部溫度 35°C）。

八、結果

（一）不同顏色光波長在照度300 lux下對蠶蛹蛹蟲草二次代謝產物產量之影響

表1為照度300 lux下，各種顏色光照組對蠶蛹蛹蟲草二次代謝產物產量之影響，紅光組在蟲草素及蟲草多醣的含量顯著高於其他組（P<0.05）；藍光組在蟲草酸及硒的含量顯著高於其他組（P<0.05）；白光組在腺苷的含量顯著高於其他組（P<0.05）；白光及紅光組在SOD的含量顯著高於其他組（P<0.05）。

表1

不同顏色光波長在照度300 lux下對蠶蛹蛹蟲草二次代謝產物產量之影響

項目	白光組	藍光組	綠光組	黃光組	紅光組
蟲草素（mg/100g）	290^{bc}	367^{ab}	259^{c}	341^{abc}	420^{a}
蟲草酸（g/100g）	4.56^{e}	6.69^{a}	4.84^{d}	5.82^{c}	5.99^{b}
蟲草多醣（g/100g）	0.84^{b}	0.74^{bc}	0.67^{c}	0.48^{d}	1.00^{a}
腺苷（mg/100g）	60.20^{a}	0.00^{c}	0.00^{c}	0.00^{c}	35.50^{b}
SOD（U/g）	451^{a}	396^{ab}	302^{b}	356^{ab}	460^{a}
硒（mg/100g）	2.3^{b}	2.5^{a}	2.1^{c}	2.2^{b}	1.2^{d}

（二）不同顏色光波長在照度600 lux下對蠶蛹蟲草二次代謝產物產量之影響

表2為照度600 lux下，各種顏色光照組對蠶蛹蟲草二次代謝產物產量之影響，白光組在蟲草素、蟲草酸、腺苷、SOD的含量顯著高於其他（P<0.05）；綠光組在蟲草多醣的含量顯著高於其他組（P<0.05）；白光及藍光組在硒的含量上顯著高於其他組（P<0.05）。

表2

不同顏色光波長在照度600 lux下對蠶蛹蟲草二次代謝產物產量之影響

項目	白光組	藍光組	綠光組	黃光組	紅光組
蟲草素（mg/100g）	488^a	372^b	207^d	285^c	295^c
蟲草酸（g/100g）	5.65^a	5.33^b	5.43^b	4.26^c	2.05^d
蟲草多醣（g/100g）	0.47^d	0.96^b	1.15^a	1.09^{ab}	0.76^c
腺苷（mg/100g）	80.3^a	12.6^b	12.7^b	472^{ab}	415^b
SOD（U/g）	515^a	441^{ab}	463^{ab}	472^{ab}	415^b
硒（mg/100g）	2.9^a	2.8^a	2.3^{bc}	2.4^b	2.0^c

（三）不同光照度對蠶蛹蛹蟲草二次代謝產物產量之影響

表3為白光組在光照度300 lux及600 lux下對蠶蛹蛹蟲草二次代謝產物產量之影響。結果顯示照度600 lux下蟲草素、蟲草酸、腺苷、SOD及硒的含量顯著高於300 lux（P<0.05）；蟲草多醣則是300 lux顯著高於600 lux組（P<0.05）。

表3

不同光照度之白光對蠶蛹蛹蟲草二次代謝產物產量之影響

項目	300 lux	600 lux
蟲草素（mg/100g）	290[b]	488[a]
蟲草酸（g/100g）	4.56[b]	5.65[a]
蟲草多醣（g/100g）	0.84[a]	0.45[b]
腺苷（mg/100g）	60.2[b]	80.3[a]
SOD（U/g）	451[b]	515[a]
硒（mg/100g）	2.3[b]	2.9[a]

九、討論

　　光的波長對植物的生長、成熟及二次代謝產物具有調節作用是眾所皆知的，光照的條件可影響蛹蟲草子實體的發育，不同的波長及照度對蛹蟲草二次代謝產物產生顯著的影響。在照度300 lux的組別中（表1），紅光組的蟲草素、多醣及SOD顯著高於藍光、綠光及黃光組，而蟲草酸及腺苷的含量則僅次於藍光組。在照度600 lux的組別中（表2），以白光組二次代謝產物的產量最高，蟲草素、蟲草酸、腺苷、SOD及硒的含量顯著高於藍光、綠光、黃光及紅光組，而蟲草多醣以綠光組的含量最高。（J. Z. Dong et al., 2012）的研究在蟲草素含量的順序為藍燈>粉紅燈>日光>黑暗，本研究蟲草素含量最高的組別則為紅光（300 lux）及白光（600 lux）。此結果顯示，不同菌株對光的反應及敏感性不同，最適合的光照條件也有所不同。600 lux的白光組對照與300 lux的白光組（表3），可發現照度的提升對於蟲草素、蟲草酸、腺苷、SOD及硒的累積是有幫助的。本研究為蛹蟲草子實體的栽培方法的優化及子實體品質的提升有了更進一步的理論及依據。

十、結論與未來展望

　　蛹蟲草具極大之保健價值及潛力可開發作為藥用原料，在蛹蟲草的培育過程中可透過對光波長及照度的調控，使蠶蛹蛹蟲草之二次代謝產物含量獲得提升。本研究結果顯示，以照度600 lux白光照射培養，為生產蟲草素、蟲草酸、腺苷、SOD及硒之最佳光源，且相較于照度300 lux白光組，前述之二次代謝產物含量均顯著提升，未來可以針對照度提升至600 lux以上對蠶蛹蛹蟲草的二次代謝產物含量的影響，做進一步的研究探討。

十一、參考文獻

1. 蔣本律、徐銀根‧蓖麻蠶蛹蟲草人工培養研究〔J〕.中國野生植物資源，1996，15（2）：12。

2. 陳順志、吳佩傑‧瓶載蛹蟲草子座的方法〔J〕.生物學通報，1992（1）：44。

3. 冉翠香、王莉、許智宏‧人工培育蛹蟲草子實體原基的誘發形成〔J〕.食用菌，2001，23（4）：9。

4. 陳鬱雯（2011）‧LED光照與培養基組成對蛹蟲草發酵產物的影響。

5. Guan-Ting Lin, Su-Der Chen*, Yeong-Hsiang Cheng. 2010. Investigating effects on production of cordycepin by Cordyceps militaris solid-state fermentation.

6. Jin Xu, Ying Huang, Xiang-Xiang Chen, Shuai-Chao Zheng, Peng Chen, Ming-He Mo. 2016. The Mechanisms of Pharmacological Activities of Ophiocordyceps sinensis Fungi.

7. Wenjing Wang, Ke Wang, Xiaoliang Wang, Ruiheng Yang, Yi Li, Yijian Yao, 2017. Investigation on natural resources and species conservation of Ophiocordyceps sinensis, the famous medicinal fungus endemic to the Tibetan Plateau.

8. J. Z. Dong & M. R. Liu & C. Lei & X. J. Zheng & Y. Wang, 2012. Effects of Selenium andLight Wavelengths on Liquid Culture of Cordyceps militaris Link.

光照實驗照片，Nov. 22, 2017

對照組，白光，300 lux（C-W-300）

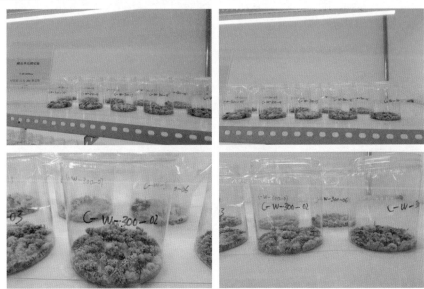

對照組，白光，600 lux（C-W-600）

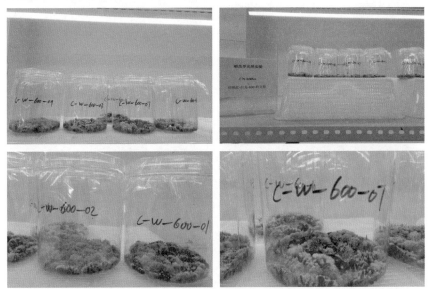

實驗組，LED紅光，300 lux（E-R-300）

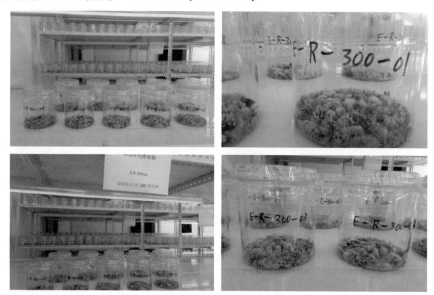

實驗組，LED紅光，600 lux（E-R-600）

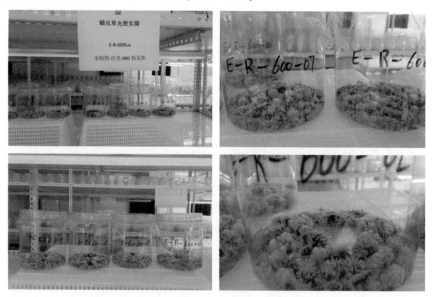

實驗組，LED綠光，300 lux（E-G-300）

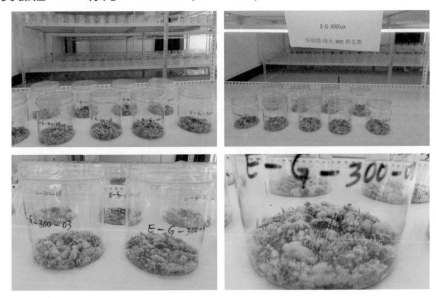

實驗組，LED綠光，600 lux（E-G-600）

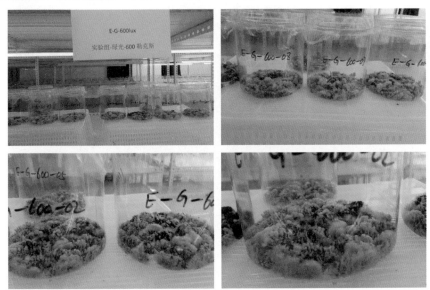

實驗組，LED黃光，300 lux（E-Y-300）

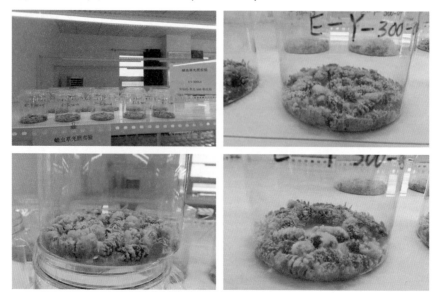

實驗組，LED黃光，600 lux（E-Y-600）

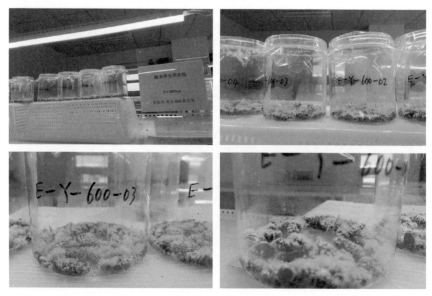

實驗組，LED藍光，300 lux（E-B-300）

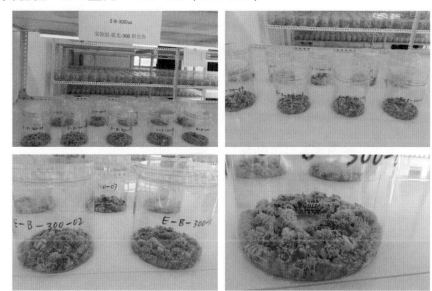

實驗組，LED藍光，600 lux（E-B-600）

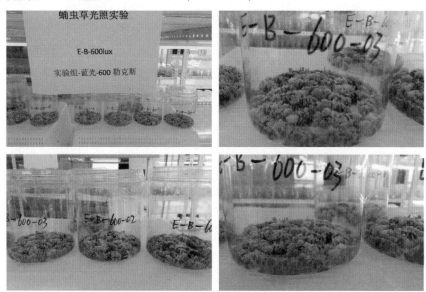

國家圖書館出版品預行編目資料

神奇的蛹蟲草：栽培、藥用與保健養生功效/喬治・斯穆
特(George Fitzgerald Smoot III), 陳振興, 劉宏偉合著. -- 初
版. -- 臺中市：晨星出版有限公司, 2023.05

面； 公分. --（健康與飲食；148）

ISBN 978-626-320-448-5（平裝）

1.CST: 中藥材 2.CST: 健康法

414.34   112004894

健康與飲食 148

神奇的蛹蟲草
栽培、藥用與保健養生功效

作者	喬治・斯穆特博士、陳振興博士、劉宏偉教授
主編	莊雅琦
編輯	洪 絹
校對	洪 絹、張雅棋、黃嘉儀
網路編輯	黃嘉儀
美術排版	曾麗香
部分圖片	123RF（P41、62、72、74、80、82、86、92、94、102、108）
封面設計	王大可
創辦人	陳銘民
發行所	晨星出版有限公司
	407台中市西屯區工業30路1號1樓
	TEL：（04）23595820
	FAX：（04）23550581
	health119＠morningstar.com.tw
	行政院新聞局局版台業字第2500號
法律顧問	陳思成律師
初版	西元2023年05月01日
讀者服務專線	TEL：（02）23672044 /（04）23595819#212
讀者傳真專線	FAX：（02）23635741 /（04）23595493
讀者專用信箱	service＠morningstar.com.tw
網路書店	http://www.morningstar.com.tw
郵政劃撥	15060393（知己圖書股份有限公司）
印刷	上好印刷股份有限公司

可至線上填回函！

定價350元
ISBN 978-626-320-448-5